AS CRIANÇAS APRENDEM O QUE VIVENCIAM

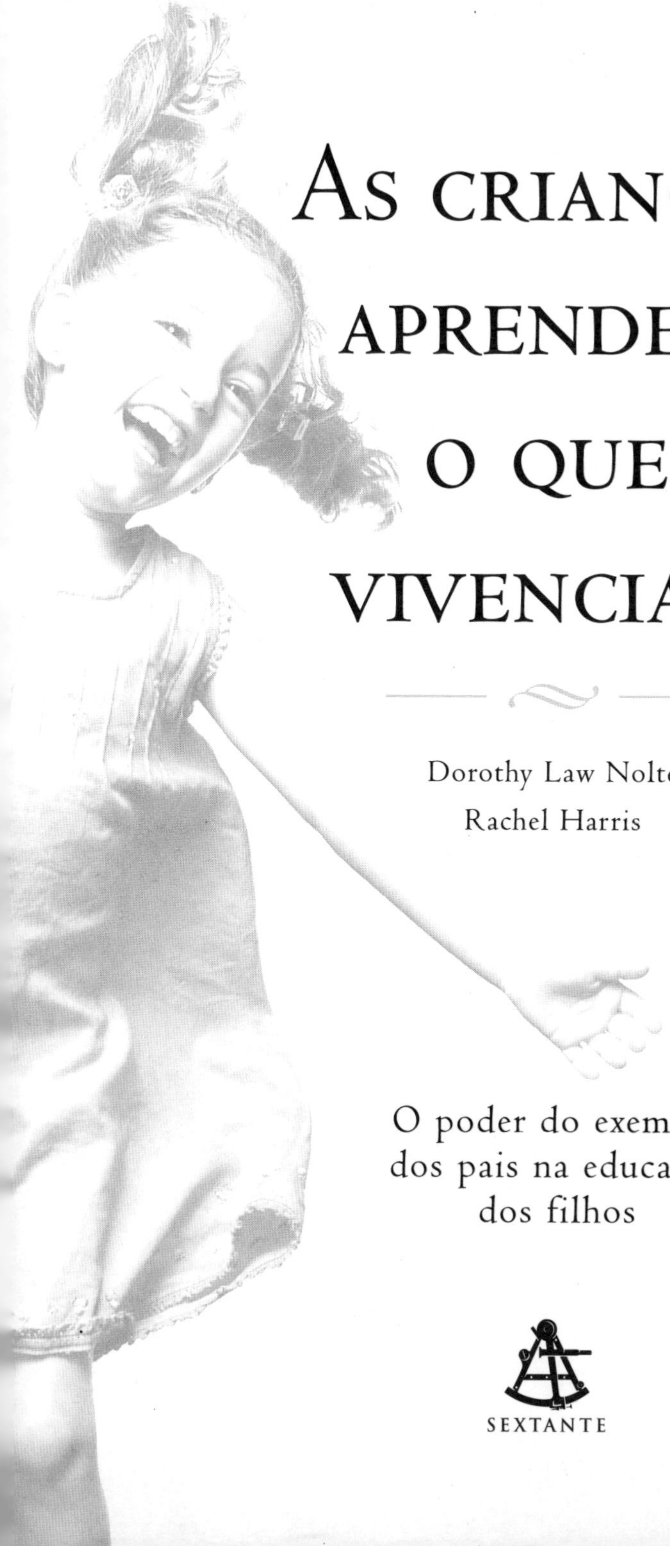

As crianças aprendem o que vivenciam

Dorothy Law Nolte
Rachel Harris

O poder do exemplo dos pais na educação dos filhos

SEXTANTE

Publicado originalmente nos Estados Unidos com o título *Children Learn What They Live* por Dorothy Law Nolte e Rachel Harris

Tradução • Maria Luiza Newlands da Silveira

Preparo de originais: • Virginie Leite

Revisão • Antonio dos Prazeres e Sérgio Bellinello Soares

Projeto gráfico e diagramação • Marcia Raed

Capa • Raul Fernandes

Fotografia da capa • José Luiz Pederneiras

Fotolito • R. R. Donnelley América Latina

Impressão e acabamento • Yangraf Gráfica e Editora Ltda.

CIP-BRASIL. CATALOGAÇÃO-NA-FONTE
SINDICATO NACIONAL DOS EDITORES DE LIVROS, RJ

N732c Nolte, Dorothy
As crianças aprendem o que vivenciam / Dorothy Law Nolte e Rachel Harris ; tradução de Maria Luiza Newlands Silveira. – Rio de Janeiro : Sextante, 2003

Tradução de: Children learn what they live
ISBN 85-7542-081-X

1. Responsabilidade dos pais. 2. Pais e filhos. 3. Crianças – Formação.
I. Harris, Rachel. II. Título.

03-1663. CDD 649.1
CDU 649.1

EDITORA SEXTANTE / GMT EDITORES LTDA.
Rua Voluntários da Pátria, 45 – Gr. 1404 – Botafogo
22270-000 – Rio de Janeiro – RJ
Tel.: (21) 2286-9944 – Fax: (21) 2286-9244
Central de Atendimento: 0800-22-6306
E-mail: atendimento@esextante.com.br
www.sextante.com.br

Sumário

As Crianças Aprendem o que Vivenciam

Se as crianças vivem ouvindo críticas, aprendem a condenar.

Se convivem com a hostilidade, aprendem a brigar.

Se as crianças vivem com medo, aprendem a ser medrosas.

Se as crianças convivem com a pena, aprendem a ter pena de si mesmas.

Se vivem sendo ridicularizadas, aprendem a ser tímidas.

Se convivem com a inveja, aprendem a invejar.

Se vivem com vergonha, aprendem a sentir culpa.

Se vivem sendo incentivadas, aprendem a ter confiança em si mesmas.

Se as crianças vivenciam a tolerância, aprendem a ser pacientes.

Se vivenciam os elogios, aprendem a apreciar.

Se vivenciam a aceitação, aprendem a amar.

Se vivenciam a aprovação, aprendem a gostar de si mesmas.

Se vivenciam o reconhecimento, aprendem que é bom ter um objetivo.

Se as crianças vivem partilhando, aprendem o que é generosidade.

Se convivem com a sinceridade, aprendem a veracidade.

Se convivem com a eqüidade, aprendem o que é justiça.

Se convivem com a bondade e a consideração, aprendem o que é respeito.

Se as crianças vivem com segurança, aprendem a ter confiança em si mesmas e naqueles que as cercam.

Se as crianças convivem com a afabilidade e a amizade, aprendem que o mundo é um bom lugar para se viver.

– Dorothy Law Nolte

Dedico este livro a todas as crianças da vida.

– Dorothy Law Nolte

Para minha filha, Ashley, que me
ensinou sobre o amor e cuidados maternos.

– Rachel Harris

Prefácio

de Jack Canfield,
co-autor de *Histórias para Aquecer o Coração*

DESCOBRI "AS CRIANÇAS APRENDEM O QUE VIVENCIAM" no princípio da década de 1970, quando estava escrevendo um livro sobre como desenvolver a auto-estima das crianças na sala de aula. Apaixonei-me na mesma hora pelo poema e fiz cópias dele para todos os professores da escola em que ensinava. Cada uma das frases parecia conter uma afirmação que eu instintivamente sabia ser verdadeira. Fiquei impressionado ao ver tanta sabedoria contida em tão poucas palavras.

Nunca me ocorreu que um dia fosse encontrar a autora do poema, porém, anos mais tarde, conheci Dorothy e seu marido, Claude, em uma conferência sobre psicologia. Eles me trataram com toda a aceitação, bondade, incentivo e amabilidade – os valores aos quais Dorothy se refere em seu poema. Foi uma noite que jamais esqueci. Duvido que fizessem idéia de quanto seu afeto e carinho influenciariam um jovem educador que, na ocasião, lutava para gostar de si mesmo e ensinar a seus alunos a também gostarem de si mesmos e se aceitarem.

"As Crianças Aprendem o que Vivenciam" serviu como um conjunto de princípios orientadores para minha interação com meus alunos e, mais tarde, com meus três filhos. Como todos os outros princípios para a vida e o cuidado com os filhos, eles são mais fáceis de se falar ou escrever a respeito do que se pôr em prática.

Em meus trinta anos como educador e coordenador de seminários sobre educação, cheguei à conclusão que, em geral, todos os pais desejam genuinamente ser mais amorosos, bondosos, compassivos, tolerantes, honestos e justos com seus filhos. O problema é que a maioria nunca fez um curso sobre os métodos e técnicas específicos de interação, comunicação e disciplina que produzem pais compassivos, amorosos, honestos e justos.

Nunca conheci um pai ou mãe que acordasse de manhã, virasse para a mulher ou o marido a seu lado e dissesse: "Acabei de descobrir quatro maneiras excelentes de destruir a auto-estima do nosso pequeno Billy. Podemos criticá-lo, ridicularizá-lo, envergonhá-lo e mentir para ele." Ninguém se propõe a magoar seus filhos de propósito e, no entanto, é isto o que os pais fazem com freqüência. Não é intencional. Costuma ser por inconsciência ou medo que eles transmitem suas crenças limitadas e suas dificuldades emocionais para os filhos.

É necessário ter coragem e percepção para romper com os padrões negativos e destrutivos que podem tomar conta de nosso relacionamento com nossas crianças. Precisamos optar por viver, de forma consciente e deliberada, com o propósito de criar filhos saudáveis, felizes e bem ajustados.

Neste livro, Dorothy Law Nolte tomou cada frase de seu clássico poema e ensinou a todos nós – por meio de casos e exemplos específicos – como pôr em prática os valiosos preceitos ali contidos. Ela consegue transmitir de maneira magistral, em uma linguagem simples e de fácil compreensão, como ser menos crítico e mais tolerante, menos autoritário e mais inclinado à aceitação, menos intimidador e mais incentivador, menos hostil e mais amigável com as crianças.

Você também ganha um bônus quando lê este livro: além de aprender como ser um pai ou mãe melhor, descobre o que fazer para se tornar um bom marido, uma boa esposa, um bom professor ou um bom gerente. Os princípios e métodos apresentados aqui são universais e servem para desenvolver um relacionamento amoroso, respeitoso, afirmativo e capacitante com qualquer pessoa. Acredito que, se todos praticassem esses princípios em todos os seus relacionamentos pessoais, haveria menos violência e menos guerras, menos greves e mais produtividade nos ambientes de trabalho, menos encenação e mais tempo de aprendizado dentro da sala de aula. Teríamos menos pessoas nas prisões, menos gente vivendo nas ruas ou em centros de reabilitação para drogados. Peço que levem em conta que a maioria dos problemas do mundo começa em casa e, tornando-se um pai ou mãe melhor, você estará contribuindo da maneira mais sólida e concreta para a solução dos imensos e aparentemente insolúveis dilemas que enfrentamos no mundo de hoje.

Mesmo que você já se considere um ótimo pai ou mãe, está prestes a descobrir que pode ir além, pode embarcar numa aventura quase mágica. O que poderia ser mais recompensador do que ser capaz de criar filhos seguros de si mesmos, positivos, pacientes, compreensivos, amorosos, determinados, generosos, verdadeiros, justos, respeitosos e amigáveis? Imagine um mundo em que todas as crianças cresçam para se tornar adultos com essas qualidades. Será que você consegue imaginar o governo de um país em que todos os políticos manifestem essas qualidades? Eu consigo. Sei que Dorothy também. Nossa motivação é "criar" pessoas para continuarem nosso trabalho.

Sua tarefa é nobre – ser pai ou mãe. Nunca subestime o seu poder de ajudar a criar um futuro melhor, não apenas para seus filhos mas para todos. Este livro pode ser um instrumento para transformá-lo no pai ou mãe que sempre quis ser, para educar os filhos de quem sempre se orgulhará, além de contribuir para a evolução de uma consciência que vai construir o mundo em que todos nós sonhamos viver.

Introdução

Dorothy Law Nolte

ESCREVI "AS CRIANÇAS APRENDEM O QUE VIVENCIAM" em 1954 para a minha coluna semanal sobre vida familiar criativa em um pequeno jornal do sul da Califórnia. Na ocasião, minha filha tinha doze anos e meu filho, nove. Eu dava aulas sobre vida familiar para um programa de educação de adultos e trabalhava como diretora de educação de pais para uma escola maternal. Não imaginava que o poema fosse se tornar um clássico.

"As Crianças Aprendem o que Vivenciam" foi a maneira que encontrei para responder às perguntas dos pais em minhas aulas de vida familiar e explicar o que significa ser pai ou mãe. Na década de 1950, os pais educavam seus filhos dizendo-lhes o que fazer e o que não fazer. O conceito de orientar as crianças não era amplamente conhecido. Ao escrever o poema, tentei mostrar que a maior influência que os pais exercem sobre os filhos é pelo exemplo que dão em sua vida diária.

Com o passar dos anos, "As Crianças Aprendem o que Vivenciam" foi traduzido para dez línguas e publicado no mundo inteiro, sendo usado em cursos de educação de pais e treinamento de professores. Onde quer que o poema apareça, espero sempre que sirva como guia e inspiração para os pais enfrentarem a tarefa mais importante de suas vidas: educar seus filhos.

"As Crianças Aprendem o que Vivenciam" parece ter vida própria. Desde o seu lançamento, ele já foi modificado, cortado e adaptado muitas e muitas vezes – em geral sem meu conhecimento. Não me incomodei com a maior parte das modificações, mas algumas entraram em conflito com minhas opiniões.

A certa altura, alguém mudou a última frase para "Se as crianças convivem com a aceitação e a amizade, aprendem a encontrar amor no mundo". Não acho que seja correto garantir a existência do amor ou incentivar a busca do amor no mundo. O amor vem de dentro. A pessoa amorosa gera amor, e o sentimento flui de uma pessoa para outra. O amor não é um tesouro nem um bem consumível a ser encontrado. A última linha que escrevi para o poema diz que "Se as crianças convivem com a afabilidade e a amizade, aprendem que o mundo é um bom lugar para se viver". Isso cria uma expectativa otimista e positiva para as crianças quando exploram o mundo à sua volta.

As palavras nos unem

Certa vez uma jovem mãe me disse: "Você pode não gostar de saber disto, mas guardo seu poema no meu banheiro." Era o único lugar em que ela podia ter privacidade. Refugiava-se lá quando sentia que estava precisando de um pouco de calma para lembrar de dar valor a si própria como mãe. Este é apenas um exemplo de como "As Crianças Aprendem o que Vivenciam" serve como um meio para os pais reconhecerem que precisam de um intervalo de tempo para se refazerem e recuperarem a perspectiva.

Uma avó recentemente me contou que recorre ao poema para se orientar no relacionamento com os netos. Disse que ele foi a sua bíblia quando criou os próprios filhos e agora ela o está usando com a geração seguinte. Outra senhora escreveu-me contando que o poema foi "sua primeira aula de como ser mãe". Tantas pessoas partilharam comigo seu relacionamento pessoal com esses ensinamentos que acabei achando que o poema poderia servir como modelo para o tipo de pais que as pessoas desejam ser.

A mensagem deste livro é clara e simples: as crianças aprendem o tempo todo com os pais. Seus filhos estão prestando atenção em vocês. Talvez não ao que vocês lhes dizem para fazer, mas certamente ao que de fato vêem vocês fazerem. Vocês são o primeiro e mais importante exemplo a seguir. Os pais podem tentar ensinar certos valores, mas as crianças inevitavelmente absorverão aquilo que é transmitido através do comportamento, dos sentimentos e atitudes de seus pais na vida diária. A maneira como vocês expressam e administram seus próprios sentimentos torna-se um modelo que será lembrado por seus filhos durante toda a vida deles.

Acredito que cada criança seja única e tenha um centro de criatividade e sabedoria que só pertence a ela própria. O privilégio dos pais é assistir ao desdobramento da personalidade dos filhos e permitir que sua beleza brilhe no mundo.

Lembrem-se de apreciar e cultivar os recursos e a auto-expressão próprios e únicos de seus filhos à medida que eles aprenderem como participar da vida familiar e contribuir para ela. Dessa forma, vocês estabelecerão uma parceria com seus filhos que servirá de estímulo e apoio para que todos cresçam, partilhem e aprendam juntos como uma família.

Quando os pais lêem meu poema pela primeira vez, costumam dizer: "Eu já sei isso tudo." E é verdade – provavelmente vocês já sabem mesmo. O poema é uma ligação com o que você já conhece em sua sabedoria interior. Minha intenção neste livro é expandir o significado de cada verso de "As Crianças Aprendem o que Vivenciam". Gosto de imaginar todos nós sentados juntos falando sobre o que é viver com crianças. Espero que sintam como se estivéssemos trocando experiências. Espero também que meu poema se torne vivo e real para vocês. As crianças aprendem *mesmo* o que vivem. E depois crescem para viver o que aprenderam.

1
Se as crianças vivem ouvindo críticas, aprendem a condenar

As crianças são como esponjas. Absorvem tudo o que fazemos, tudo o que dizemos. Aprendem conosco o tempo todo, mesmo quando não nos damos conta de que estamos ensinando. Assim, quando adotamos um comportamento crítico – reclamando delas, dos outros e do mundo em torno de nós –, estamos lhes mostrando como condenar e criticar os outros. Estamos ensinando a ver o que está errado no mundo, e não o que está certo.

A noção de crítica pode ser transmitida de várias maneiras – pelas palavras, pelo tom de voz e até por um olhar. Todos sabemos como olhar alguém de modo reprovador ou dar uma conotação de crítica às nossas palavras. As crianças pequenas mostram-se particularmente sensíveis à maneira como dizemos as coisas e são muito afetadas por ela. Um pai ou mãe pode falar: "Está na hora de ir embora", sem querer dizer nada além disso. Um outro, com pressa ou impaciência, pode dizer as mesmas palavras de uma forma que dá a entender: "É errado você demorar tanto." Embora não se possa garantir que qualquer uma das duas formas vá fazer efeito, a criança ouvirá essas duas mensagens de modo muito diferente, e a segunda talvez deixe nela um sentimento desagradável sobre si mesma.

É claro que todos nós temos nossas irritações e todo mundo faz uma crítica ou outra de vez em quando, ainda que os filhos estejam ouvindo. Mas não é o mesmo que viver achando defeito em tudo. A crítica freqüente – não importa a que se dirija – tem um efeito cumulativo, criando uma atmosfera negativa para a vida familiar. Como pais, temos diante de nós duas alternativas: criar um clima emocional crítico e reprovador ou um ambiente estimulante e encorajador.

No calor do momento

Abby tem seis anos e está na cozinha arrumando as flores que ela colheu em uma jarra plástica cheia de água. De repente, a jarra tomba, espalhando água, folhas e flores por toda parte. Abby fica no meio daquela bagunça, toda molhada e chorando. A mãe dela aparece em um instante.

– Ah, não é possível! Como você consegue ser tão estabanada? – diz, exasperada.

Todos já dissemos algo assim em algum momento. Reagimos sem pensar. As palavras saem tão depressa de nossa boca que até nos espantamos. Talvez seja cansaço. Talvez seja preocupação com outra coisa que não tem nada a ver com aquilo. Mesmo assim, ainda há tempo para mudar o tom e evitar que esse pequeno contratempo assuma proporções exageradas, afetando a noção de valor pessoal da criança. Se a mãe de Abby pára, se acalma e pede desculpas por brigar com ela, a situação se desanuvia. A menina talvez fique aborrecida com o incidente, mas não com ela própria. Por outro lado, se a mãe de Abby continuar a fazer críticas, a filha pode começar a se achar incompetente e desajeitada.

Sei que nem sempre é fácil refrear nosso descontentamento, mesmo sabendo que isso é melhor para nossos filhos. A maioria de nós tem de fazer um grande esforço para compreender e controlar nossas reações emocionais. Por isso, é bom pensar de antemão no que poderíamos fazer numa situação como essa. Uma boa alternativa seria perguntar: "Como foi que isso aconteceu?" Ao enfatizar o incidente e não a criança, os pais evitam que ela tenha a sensação de fracasso e inadequação, dando margem ao aprendizado construtivo. Estimulando seu filho a falar durante a seqüência de acontecimentos, vocês podem ver juntos como uma coisa levou à outra e talvez até descobrir o que pode ser feito de modo diferente no futuro.

Alguns acidentes podem ser evitados estabelecendo-se alguns limites e fazendo um pequeno planejamento antes de iniciar uma brincadeira ou alguma outra atividade. Na maioria das vezes, nossos filhos querem nos agradar, e nós podemos facilitar as coisas para eles dizendo claramente o que desejamos antes de começarem. Nossas sugestões têm de ser bem definidas e estar de acordo com a idade da criança. Precisamos dar informações concretas que ela possa usar para orientar seu comportamento.

Em uma tarde de chuva, Ben, de quatro anos, disse à mãe que ele e seu amigo queriam fazer bichinhos de massa de modelar. A mãe estava ocupada organizando os pagamentos da casa e ficou tentada a apenas responder "tudo bem", deixando os garotos brincarem sozinhos. Em vez disso, levantou-se e foi buscar uma velha cortina de chuveiro que guardara para essas ocasiões. Estendeu-a no chão e explicou aos meninos:

– Sentem-se aqui no meio e vamos esticá-la. Assim, vocês vão ter bastante espaço para fazer todos os bichinhos da fazenda.

Enquanto amontoava a massa de modelar no plástico, Ben perguntou à mãe:

– Podemos pegar umas facas na cozinha?

– Facas, não. Facas não são para brincar. Que tal uns moldes de biscoitos? – respondeu ela.

– Tudo bem. E também umas colheres de madeira? – propôs o menino.

– Claro – disse a mãe, pegando os utensílios na cozinha. – E, não esqueçam, depois vocês vão ajudar a limpar tudo.

Os poucos minutos gastos no início da brincadeira foram uma interrupção para a mãe de Ben, mas é possível que a tenham poupado de mais tarde raspar a massinha de modelar agarrada no tapete, enquanto tentava se controlar para não brigar com as crianças. Seu envolvimento prévio também deu a Ben a oportunidade de negociar os utensílios de cozinha que ele queria usar. Embora essa abordagem tome algum tempo, permite que surjam opções e proporciona às crianças um bom treino no processo de tomar decisões. Ter voz ativa em decisões cotidianas também contribui para que construam uma auto-imagem positiva.

Sendo bastante realistas, nem sempre temos tempo para lidar com as coisas com todo o cuidado de que gostaríamos e outras vezes simplesmente não conseguimos antecipar o que pode sair de errado. Um dia, uma amiga minha estava apressando a filha de cinco anos, Katie, porque tinha hora marcada no cabeleireiro para aparar o cabelo da menina.

– Ande depressa, querida. Nós vamos cortar o seu cabelo e não quero chegar atrasada.

De repente, sem mais nem menos, Katie fez uma cena alegando que não queria cortar o cabelo. Contrariada, a mãe disse que ela era "voluntariosa", o que fez a filha ficar tão alterada que literalmente mal podia falar. Para um adulto, a observação da mãe de Katie não parece tão terrível assim, mas a menina escutou uma mensagem completamente diferente: "Você é má porque é voluntariosa."

Quando Katie finalmente se acalmou, conseguiu explicar que tinha vontade de deixar a franja crescer, não queria cortá-la. A mãe, ao perceber que aquela era a razão de tanto estardalhaço, olhou para ela espantada.

– Está bem, querida, é só explicar isso para o cabeleireiro. Não vamos deixar que ele corte sua franja – ela disse.

Se tivesse conversado com Katie sobre o corte de cabelo na hora do café da manhã, por exemplo, teria poupado a ambas o aborrecimento de passar por uma crise. É claro que, mesmo sendo flexíveis, pacientes e previdentes, sempre discordaremos de nossos filhos em algum momento. A questão será resolver o conflito com um mínimo de danos. Ninguém ganha em um impasse. A mãe de Katie respeitou o direito da filha de decidir de que modo queria cortar o cabelo. Dividir a responsabilidade em pequenas questões ajuda as crianças a se prepararem para tomar decisões importantes no futuro. Se nossos filhos crescem sabendo que os escutamos e consideramos suas idéias com respeito, vão se mostrar mais dispostos a falar conosco e trabalhar em conjunto para resolver os problemas.

A maneira como dizemos as coisas

Muitas vezes, quando criticamos nossos filhos, nossa intenção é incentivá-los a fazer melhor, a serem melhores. Talvez nossos pais se comunicassem assim conosco quando éramos pequenos. Ou quem sabe fazemos críticas porque estamos estressados ou cansados. Mas as crianças não sentem a crítica como incentivo. Para elas, é mais como um ataque e, em geral, as torna mais defensivas do que cooperativas. Além disso, ao serem recriminadas por determinado comportamento, as crianças pequenas acham difícil compreender que a atitude é que é inaceitável, não elas próprias.

Ainda assim podemos dizer aos nossos filhos que o que eles estão fazendo não nos agrada. Se pararmos para refletir sobre o impacto de nossas palavras, podemos dizer o que é preciso sem diminuir a noção que a criança tem de si mesma. Não importa o que tenha acontecido, podemos fazê-la saber que *ela* é apreciada, mesmo tendo feito algo que não é.

Logo que ouviu o barulho, o pai de William soube imediatamente de que se tratava. Foi correndo da cozinha para a sala de estar e encontrou o lustre quebrado e cacos de vidro espalhados por todo o chão. Seu filho de oito anos olhava para ele com uma expressão de susto e medo no rosto. A bola de vôlei estava caída perto dele, no chão da sala.

– Agora você sabe por que a regra aqui é "nunca jogue bola dentro de casa"? – perguntou o pai.

William baixou a cabeça.

– Sei, papai. Mas eu estava tomando cuidado.

– Não, Will, a regra não é sobre cuidado – disse o pai com firmeza. – A regra é sobre o lugar apropriado.

– Desculpe – disse William, esperando que com isso a discussão acabasse.

O pai olhou para ele com seriedade.

– Bem, vamos procurar saber quanto vai custar o lustre, depois calcular quanto tempo você vai levar economizando a sua mesada para pagar o conserto.

As palavras calaram fundo e William se deu conta das conseqüências de sua falta. O pai viu os ombros do filho curvarem-se sob o peso da responsabilidade.

– Sabe, o vovô certa vez me fez pagar uma janela que quebrei quando tinha mais ou menos a sua idade – confessou ele para o filho, que agora o escutava com atenção redobrada.

– É mesmo?

– Também levei um tempão para pagar – disse o pai. – E, vou contar uma coisa para você, nunca mais quebrei nada em casa. Agora, vá buscar uma vassoura e uma pá de lixo para tirarmos esses cacos de vidro daí.

O excesso de ênfase em culpa e punição gera separação, não aproximação. A verdade é que todos nós cometemos erros, e acidentes acontecem. Reagir com mensagens proveitosas nessas ocasiões tornam mais fácil para a criança aprender através da experiência, estabelecer a ligação entre o que ela fez e o que "aconteceu" e determinar o que precisa fazer em seguida para reparar a situação.

Advertir, reclamar, ralhar

Nem sempre percebemos, mas as advertências e reclamações crônicas são formas sutis de crítica. A mensagem que está por trás delas é: "Não confio que você se lembre de fazer alguma coisa ou que se comporte de modo apropriado." Esperar o pior de nossos filhos não os ajuda nem é produtivo para nós. Toda criança muito pequena logo aprende a se desligar de frases muito repetidas, e os adolescentes são famosos por sua capacidade para "ficarem surdos", com ou sem fones de ouvido.

Uma estratégia melhor do que advertir é estabelecer rotinas previsíveis com expectativas razoáveis. Por exemplo, costumo dizer aos pais que um jeito simples mas eficaz de evitar o hábito do "não esqueça" consiste em parar de dar ênfase ao esquecer e começar a enfatizar o lembrar. Digam a seus filhos o que desejam que eles lembrem: "Lembre de pôr as meias no cesto de roupa suja", "Lembre-se, essa boneca fica dentro de casa, não no jardim". Essa atitude possui um tom de incentivo que é importante em qualquer idade e pode fazer toda a diferença. É particularmente útil para a criança pequena, que está começando a aprender como funciona a vida familiar. Acima de tudo, reconheça sempre o esforço de seu filho: "Como você me ajudou lembrando de guardar seu brinquedo!" Com observações positivas, você deixa claro o que espera dele e ao mesmo tempo o incentiva.

Como as advertências, as reclamações são uma forma ineficaz de promover mudanças e não servem de bom exemplo para nossos filhos. A reclamação salienta as dificuldades, deficiências e desapontamentos, não as soluções. Não queremos que nossas crianças aprendam a ver o mundo através de uma perspectiva passiva, negativa, ou a pensar que a maneira de reagir aos problemas é reclamando deles. Evite fazer da reclamação um substituto para a ação e, em vez disso, tente imaginar tantas soluções criativas quanto possível, estimulando também as crianças a contribuírem com algumas.

Procure refletir sobre as reclamações que faz no dia-a-dia: você pode se surpreender ao perceber o quanto reclama, seja sobre a sua situação no trabalho, sobre outras pessoas e até sobre o tempo. Todos nós precisamos resmungar um pouco de vez em quando, mas, lembre-se, o lema "Nada de choro" também se aplica aos pais.

Reclamar do marido ou da mulher é uma atitude especialmente destrutiva. Pode fazer os filhos sentirem que devem tomar o partido de um ou de outro, colocando-os no meio de uma disputa conjugal. Esta é uma posição impossível para uma criança, que se sente dividida na sua lealdade por ambos os pais. Da mesma maneira, reclamar sobre os avós da criança também vai deixá-la em uma situação insustentável. Nossas queixas sobre pais ou sogros têm de ser discutidas em particular e mantidas à parte do relacionamento mágico entre netos e avós.

Nossos filhos vão perceber em pouco tempo os defeitos de nossos parentes, mas não devemos sobrecarregá-los com queixas antes da hora. Além disso, é importante que as crianças vejam os adultos de sua família tratarem-se com respeito, tanto em palavras quanto em ações.

Deleitando-se com a vivacidade de seus filhos

Assim como nossos filhos aprendem o tempo todo conosco, nós também podemos aprender com eles a cada momento. Ao chegar em casa, depois de um programa familiar noturno, um casal de amigos meus só pensava em colocar os dois meninos, de sete e oito anos, na cama o mais rápido possível. Nenhum dos dois queria ir dormir, como sempre.

– Podemos apreciar as estrelas? – o menor pediu.

Os pais se detiveram. Tinham de escolher. Poderiam ter dito: "Vocês fazem de tudo para não ir dormir. Não teimem, já é tarde, está na hora de ir para a cama." Mas não disseram. Naquela noite, passaram alguns minutos admirando o céu estrelado e o brilho que se refletia nos rostos de seus filhos.

"Apreciar as estrelas" é qualitativamente diferente de "olhar as estrelas". Os adultos olham, vêem e voltam-se depressa para o que "tem de ser feito". As crianças contemplam as estrelas cheias de encanto e expectativas. Permitir que nossas crianças nos ensinem novas maneiras de enxergar o mundo cria uma experiência familiar dinâmica em que todos aprendem e crescem juntos.

2
Se as crianças convivem com a hostilidade, aprendem a brigar

QUASE NINGUÉM SE ACHA HOSTIL. Sabemos que não somos iguais às pessoas violentas e agressivas que aparecem nas manchetes dos jornais. Ainda assim, podemos estar criando em casa uma atmosfera de ressentimentos não admitidos e rancor reprimido que podem infiltrar-se na dinâmica familiar e um dia irromper de modo inesperado.

Não há dúvida de que a nossa cultura oferece inúmeros exemplos de hostilidade e confronto. A todo momento há sempre uma guerra acontecendo em algum ponto do planeta. Crimes causados por ódio ou por dinheiro, maus-tratos e agressões domésticas, disputas de traficantes e problemas semelhantes fazem parte de nossa consciência diária. As crianças são expostas a milhares de horas de imagens de luta e violência através da televisão e do cinema. A hostilidade pode explodir, até mesmo como rotina diária, entre irmãos dentro de casa, colegas de escola e estranhos no meio da rua, ao volante ou na vizinhança. As crianças muitas vezes ouvem os pais brigando entre si, com seus patrões ou com os vizinhos.

Viver em uma atmosfera de hostilidade faz as crianças se sentirem vulneráveis. Algumas se tornam duras, rancorosas, sempre prontas a reagir com ímpeto às contendas ou mesmo procurando por elas. Outras passam a ter tanto medo de brigas que evitam qualquer tipo de conflito, até os confrontos mais amenos. Encontramos exemplos desses casos em qualquer pátio de recreio de escola de ensino fundamental.

Um padrão de agressividade na família pode acabar ensinando às crianças que brigar é uma necessidade, uma espécie de solução. Elas podem crescer esperando que a vida seja uma batalha, que só serão tratadas com justiça se brigarem por isso. Não é o que desejamos para nossos filhos. A maneira como nós, os pais, resolvemos nossas diferenças e lidamos com as crises familiares prepara o ambiente para nossos filhos aprenderem como lidar com conflitos – seja com hostilidade e briga ou com diálogo construtivo e empenho por uma solução.

Nuvens negras de tempestade

Em geral, são a coisas pequenas do cotidiano que têm o poder de nos enfurecer. Nossas frustrações se acumulam e às vezes explodimos, não necessariamente por causa de um acontecimento significativo, mas porque foi a "gota d'água". À medida que o estresse se acumula, perdemos nossa serenidade e equilíbrio. Muitas vezes isso acontece exatamente quando a família se reúne, cansada e faminta, ao final de um longo dia.

Frank tem quatro anos e teve um dia difícil na escola. Os meninos mais velhos não o deixaram jogar futebol e ainda por cima disseram que ele era um "pirralho". Para completar, o pai se atrasou para buscá-lo devido a uma emergência no escritório.

– Como foi a escola hoje? – pergunta o pai, fingindo estar animado e interessado, quando na verdade se sente cansado, irritado e preocupado.

– Tudo bem – responde Frank.

Quando chegam em casa, a mãe está correndo de um lado para outro da cozinha tentando preparar o jantar. Ao tirar o uniforme, Frank esbarra na lancheira e a derruba sem querer, espalhando um monte de farelos de biscoito pelo chão.

Todos provavelmente conhecem bem essa cena e é fácil imaginar o que vem em seguida. Muitos de nós temos vidas agitadas e sabemos como é difícil dar conta de tantas exigências. A maneira como reagimos ao estresse depende de nossa capacidade para lidar com nossos sentimentos de impaciência, insatisfação, contrariedade e irritação nos momentos tensos. Esses sentimentos "menores" precisam ser reconhecidos e tratados de forma criativa no momento em que surgem, do contrário, com o passar do tempo, eles se desenvolvem e se transformam em sentimentos "grandes" – primeiro, ressentimento latente; depois, raiva total que pode irromper em ocasiões críticas. Felizmente, no caso de Frank, sua mãe consegue superar seu aborrecimento inicial e controlar bem a situação.

– Não faz mal, filho. Olhe, você pode limpar com isto aqui – diz, entregando-lhe uma pequena pá e uma vassoura.

Em seguida, depois de pôr o frango no forno, ela se ajoelha ao lado dele e diz, com voz alegre:

– Você conseguiu pegar quase tudo! Deixe que eu ajude a limpar o resto dos farelos.

Ela pega a vassoura e varre o que sobrou para dentro da pá que Frank ainda está segurando. O rosto dele se descontrai em um sorriso agradecido.

É lógico que nem sempre conseguimos ter um comportamento tão equilibrado. Para falar a verdade, a maioria das pessoas imaginaria um desfecho bem diferente para essa situação. Depois de deixar sua merendeira cair, Frank poderia ter dado vazão às suas frustrações e gritado:

– Detesto esta lancheira! Detesto a escola!

A mãe poderia ter culpado o pai pelo acidente, exclamando:

– Como você pôde entrar e deixar Frank comigo enquanto estou cozinhando?

Ou criticado o filho e reclamado:

– Mais uma coisa para limpar! Por que você não toma cuidado com o que faz?

É sempre preferível enfrentar nossas frustrações logo que elas surgem, mesmo que seja apenas intimamente. As crianças aprendem a lidar com os sentimentos que evoluem da impaciência para a hostilidade e, enfim, para briga declarada, observando como *nós* lidamos com eles. O mais interessante é que podemos aprender formas de desafogar a tensão com nossos próprios filhos pequenos. Quando as crianças interrompem espontaneamente o que estão fazendo e se voltam para uma atividade que consome energia – como correr, desenhar ou brincar de bonecas –, costumam estar, por instinto, descarregando suas frustrações.

Em vez de perder a paciência, deveríamos tentar dissipar nossa raiva fazendo algum esforço físico – como dar uma rápida caminhada, sair para fazer ginástica ou até lavar o carro. Nos momentos de crise, porém, podemos simplesmente nos concentrar em nossa respiração, inalando profundamente algumas vezes e contando devagar até dez, como nossas avós costumavam fazer. O objetivo é liberar o estresse e voltar a sentir mais autocontrole. Isso não só nos ajudará a atravessar o momento de tensão como também dará um bom exemplo para nossos filhos.

Para aquelas ocasiões em que as crianças não descarregam naturalmente suas tensões através de brincadeiras, podemos lhes ensinar como lidar com seus sentimentos por meio de um jogo de imaginação. Depois do dia difícil na escola, o pai ou a mãe de Frank poderiam ter perguntado a ele:

– Com que animal você se sentiu parecido hoje na escola?

E ele talvez respondesse algo assim:

– Como um leão que faz "grrr".

Eles poderiam perguntar, em seguida, com que animal ele se sentia parecido agora, que estava em casa, e talvez ele dissesse:

– Com um filhotinho bem pequeno de cachorro.

Uma resposta assim faria os pais perceberem que ele precisava de carinho e atenção depois de um dia duro.

Lidando com as nuvens negras

As crianças têm o direito de admitir e expressar seus sentimentos, inclusive os de raiva, assim como nós. O que não significa que tenham também o direito de perturbar ou prejudicar os outros ou de danificar a propriedade alheia. Certos comportamentos, como bater, chutar, morder e empurrar, não podem ser tolerados e devem resultar em medidas disciplinares. As crianças pequenas, principalmente, necessitam de nossa ajuda para aprender a expressar seus sentimentos com palavras em vez de colocá-los em ação. Como pais, precisamos aceitar e respeitar os sentimentos de frustração de nossos filhos, mantendo, ao mesmo tempo, regras e limites de comportamento. Encontrar um equilíbrio estável é um grande desafio.

Durante a tarde, a mãe interrompe uma discussão entre sua filha de nove anos, Tessa, e uma amiga que veio brincar com ela.

– Não é delicado ficar zangada com sua amiga – diz ela. – Agora, parem com isso, vocês duas.

Mais tarde, a mãe briga com Tessa porque a menina não escovou os dentes. Tessa responde que não é delicado ficar zangada com a própria filha, e a mãe se enfurece.

Se a mãe parar um pouco e respirar fundo, vai perceber que Tessa não está zombando dela nem tentando sabotar sua autoridade. Só está mostrando a incoerência da mensagem dela. Tessa está questionando a premissa de que os adultos podem ficar zangados, mas as crianças, não. Ou que as pessoas podem ficar zangadas com ela, mas ela não tem o direito de se zangar com os outros. A menina tem razão de questionar: esse padrão duplo não é o que desejamos ensinar a nossos filhos.

Minha sugestão é que os pais deixem que os filhos definam eles mesmos seus sentimentos. Uma forma de ajudá-los é substituir declarações por perguntas. Em vez de dizer "Sei que você está zangada com ...", tente "O que está incomodando você a respeito de...?" ou "Por que você ficou contrariada com...?". Depois, prossiga com "O que faria você se sentir melhor?". Esse tipo de pergunta ajuda a criança a definir seu sentimento e a descobrir uma ampla variedade de meios para lidar com ele.

Nossas próprias nuvens negras

A maneira como lidamos com nossos sentimentos de impaciência, hostilidade e raiva é um exemplo muito mais poderoso para nossos filhos do que tudo o que dizemos a eles para fazer com as próprias emoções. Não devemos impor nosso mau humor a nossos filhos, mas também não temos que fingir que nunca sentimos raiva. De todo modo, é melhor ser honesto e franco, já que as crianças percebem o nosso estado de espírito mesmo quando tentamos encobri-lo.

A mãe de Sam estava arrumando a casa em uma manhã de sábado, depois de uma árdua semana de trabalho. Notando que ela atirava as almofadas do sofá para os lados como uma espécie de vingança, o garoto de nove anos perguntou:

– Você está brava comigo?

A mãe parou, recompôs-se e disse:

– Não, querido, claro que não.

E Sam foi brincar lá fora, confuso e inquieto, mas sem saber como agir. Sua mãe poderia ter dito, com mais sinceridade:

– Sim, estou aborrecida. Gostaria que você não espalhasse seus brinquedos na sala. Já tenho bastante trabalho sem precisar levar todas as suas coisas para seu quarto. Será que pode me ajudar, tirando todos esses jogos daqui?

Dessa forma, Sam saberia que sua impressão estava certa, que sua mãe estava zangada. Saberia também exatamente o que ela esperava dele.

Além disso, as crianças precisam aprender que os pais podem brigar um com o outro e ainda assim resolver suas diferenças. Carla, de sete anos, acordou uma vez por volta da meia-noite e ouviu as vozes exaltadas de seus pais. Ficou assustada e enfiou a cabeça debaixo das cobertas até adormecer outra vez. Na manhã seguinte, percebendo que a menina escutara a briga, o pai explicou a ela:

– Sua mãe e eu estávamos falando sobre as nossas despesas e tivemos um desentendimento. Desculpe termos acordado você.

É importante para Carla saber que seus pais estavam de fato discutindo, mas que tudo ainda ia bem. O pai poderia explicar mais: "Mamãe e eu discordamos, mas acho que chegamos a uma conclusão. Se não funcionar, vamos procurar um outro jeito de resolver a questão." Este argumento tranqüilizador faria Carla compreender que todos ficam perturbados e brigam de vez em quando, mas isto não quer dizer que não se amem mais. Ela também aprenderia que nem sempre se chega a uma decisão com facilidade, que algumas envolvem divergências e às vezes é preciso mais de uma tentativa para resolvê-las.

Sendo francos com nossos filhos sobre as inevitáveis dificuldades que aparecem no relacionamento com os outros, podemos transformar um incidente perturbador em uma oportunidade para ensinar preciosas lições sobre como o acordo e a negociação são habilidades essenciais para nossas vidas. Esses ensinamentos serão úteis tanto no presente quanto no futuro.

Tempo ensolarado com nebulosidade ocasional

Para quase todos nós, os sentimentos de hostilidade vêm e vão como as nuvens no céu. É fácil pensar na frustração como algo que nos "acontece", sobre o qual não temos muito controle. À medida que compreendemos nossas reações, começamos a ver como contribuímos para provocá-las. Quanto mais criativa e construtiva for a maneira de lidar com nossa raiva, menor a probabilidade de nossos sentimentos hostis nos levarem a uma situação de confronto. Pois os confrontos parecem levar somente a mais confrontos.

A ironia é que costumamos ficar mais zangados com as pessoas que amamos, as de nossa família, do que com conhecidos, amigos ou estranhos. Por isso é tão importante cuidar desses sentimentos na hora em que surgem, antes que tomem maiores proporções. É muito mais fácil resolver um mero aborrecimento do que uma crise de raiva.

É fundamental e reconfortante ter em mente que não precisamos ser exemplos perfeitos para nossos filhos. Haverá ocasiões em que inevitavelmente perderemos a cabeça. Se formos capazes de reconhecer e avaliar nossos erros e pedir desculpas, nossos filhos receberão um ensinamento precioso: que a mãe e o pai também estão eternamente aprendendo melhores maneiras de lidar com seus sentimentos. Temos de demonstrar que a raiva não é um inimigo a que devemos resistir, mas uma energia a ser controlada criativamente. O que fazemos com essa energia e como a direcionamos é essencial para a saúde e o bem-estar de toda a nossa família. Afinal, são nossas atitudes cotidianas que criam os padrões familiares que nossos filhos transmitirão para suas futuras famílias – nossos netos.

3
Se as crianças vivem com medo, aprendem a ser medrosas

As crianças adoram brincar com a noção do medo. Gostam de jogos de monstros e ficam excitadas com histórias e filmes de terror. Lembro que, na minha pré-adolescência, costumava passar todas as noites de sexta-feira na casa de alguma amiga, encolhida junto ao rádio e com todas as luzes apagadas. Escutávamos um programa chamado "Histórias de Bruxas", que provavelmente pareceria sem graça hoje, mas que na época era aterrorizante para nós. A parte mais difícil (e emocionante) era tentar não demonstrar medo quando voltávamos para casa no escuro depois do programa. Sentíamos a onda de adrenalina fazer o coração disparar quando imaginávamos o que nos espreitava nas sombras, no fundo sabendo que não havia perigo algum e que logo chegaríamos em nossas casas aconchegantes e bem iluminadas.

Viver com medo de verdade é uma outra história, completamente diferente, seja da ameaça de violência física, de tortura psicológica, de abandono, de doenças graves ou dos medos supostamente menores do valentão da vizinhança e dos monstros escondidos debaixo da cama. Viver todos os dias com medo destrói a autoconfiança e a noção básica de segurança infantis. O medo desestabiliza o ambiente de apoio necessário para que a criança possa crescer, explorar e aprender, deixando-a com um persistente sentimento de apreensão, uma ansiedade geral, que pode prejudicar de modo fundamental a sua maneira de se relacionar com as pessoas e de enfrentar situações novas.

Coisas apavorantes no meio da noite

Muitas das causas de verdadeiro medo na vida das crianças podem ser uma surpresa total para seus pais. As crianças às vezes se assustam com coisas por que os adultos passam sem dar muita atenção, como o cachorro novo do vizinho ou aquela árvore enorme com galhos secos. Até certas expressões corriqueiras podem gerar ansiedade nelas. Uma criança de três anos que conheci perguntou à mãe:

– Mamãe, você vai mesmo cair aos pedaços? Ouvi você dizer isto para a tia Cathy.

Às vezes, uma criança pequena interpreta literalmente nossa maneira de falar. Aquela menininha precisou de uma explicação tranqüilizadora da mãe e de um abraço carinhoso.

Qualquer que seja a razão, se seu filho está com medo, a situação precisa ser encarada com seriedade. O medo está no olho de quem vê, e temos de ver o mundo de acordo com a perspectiva de nossos filhos. Dizer coisas como "Deixe de bobagens", "Isso não é nada", "Parece um bebezinho" e "Não seja maricas" só serve para diminuir a criança.

Em minhas aulas para pais, os participantes costumam perguntar:

– Como saber qual a diferença entre uma criança assustada e uma que apenas quer receber atenção?

E respondo que não há como saber. Os pais não deveriam preocupar-se demais em serem manipulados pelas necessidades emocionais de seus filhos. A necessidade de atenção de seu filho é tão legítima quanto sua necessidade de alimento e abrigo. E, às vezes, a criança está assustada e, *ao mesmo tempo*, precisa de atenção.

Adam, de três anos, é um bom exemplo disso. Sua família acabou de se mudar para uma casa nova, ele começou o pré-escolar e sua irmãzinha acabou de nascer. Tudo isso foram novidades felizes para seus pais. Para Adam, porém, marcaram o fim do único tipo de vida que ele conhecia. Seu mundo passou por uma completa reviravolta. Uma noite, quando sua mãe não estava em casa, Adam aproximou-se do pai com um pedido incomum:

– Estou com medo. Você pode me proteger? – choramingou ele.

O pai poderia ter dito: "Proteger você? De quê? Você agora é grande, um irmão mais velho, não pode ter medo de nada", e mandado Adam de volta para cama sozinho.

Seu pai, entretanto, compreendeu.

– Proteger você? Claro que posso – respondeu ele. – Venha aqui para pertinho de mim, vamos ficar bem protegidos juntos.

Suas palavras compreensivas e a proximidade física deram a Adam a segurança de que necessitava para passar por um momento difícil e seguir em frente.

Os pais têm o poder mágico de dissipar os medos dos filhos. Dois irmãos, de seis e oito anos, de vez em quando cismavam que havia fantasmas na casa onde moravam. A mãe deles guardava uma vassoura velha dentro de seu armário de roupas apenas para essas ocasiões. Quando os meninos entravam no quarto dela de olhos arregalados e assustados, ela pegava a vassoura e corria pela casa brandindo-a como uma arma perigosa e gritando a plenos pulmões. Os meninos corriam atrás dela rindo alto, certos de que ela estava espantando todas as criaturas apavorantes para fora da casa.

Quando a mágica não funciona

É claro que há momentos em que não existe mágica que proteja nossos filhos de seus medos. Não há vassoura especial nem abraço carinhoso que eliminem a inquietação e a tristeza que tomam conta de uma família quando ocorre uma crise de verdade. Os piores tempos para as crianças são quando os fundamentos da estrutura ou da rotina diárias da família são destruídos. As crianças confiam sempre que o ritmo da vida familiar vai se manter mais ou menos estável e, quando surge uma crise, muitas vezes têm a impressão de que seu mundo se desfez.

Tirando a morte de um dos pais, o divórcio deles talvez seja o acontecimento mais terrível da vida de uma criança. Muitas crianças vivem com medo do divórcio dos pais, seja esse medo realista ou não. Ouvir um se queixar do outro aumenta esse medo, gerando ansiedade na criança. Por trás do medo do divórcio está o medo do abandono. A criança acredita que, se um dos pais deixa a casa, deixa-a também.

Durante um processo de divórcio, a criança sente que perdeu o controle sobre seu mundo. Um dos maiores desafios para pais que se divorciam é optar por agir da forma mais favorável para seus filhos, mesmo magoados, frustrados ou zangados um com o outro. As crianças acabam inevitavelmente ficando no meio, de modo que cabe aos pais declarar uma trégua quando se trata dos filhos. Isto é mais fácil de se falar do que de se fazer, principalmente quando os pais estão irritados e brigando um com o outro. Mas também é nessa ocasião que o filho mais precisa da certeza de que, aconteça o que acontecer, os dois ainda são seus pais e juntos cuidarão dele.

Qualquer crise familiar é sentida pelas crianças mesmo que elas ainda não sejam capazes de compreender inteiramente suas implicações. Ao escutar que seu pai poderia perder o emprego, Lynne, de seis anos, teve medo de que sua família perdesse a casa e fosse passar fome. O pai explicou a ela que encontrariam uma solução, que talvez precisassem cortar algumas despesas por algum tempo, mas que no final conseguiriam superar o problema. Isto deu à menina a oportunidade de ser corajosa e de fazer sua parte para o bem da família:

– Não preciso mesmo daqueles tênis novos, pelo menos por enquanto – disse ela.

Nossos medos por nossos filhos

As crianças absorvem as preocupações dos pais, muitas vezes sem que notemos. Vale a pena ficarmos atentos para a freqüência com que começamos frases com "Tenho medo que...", "Talvez não seja bom" ou "Estou muito preocupado(a)". Se nossos filhos forem expostos rotineiramente a este tipo de comentário, é provável que desenvolvam uma personalidade marcada pela apreensão. As expectativas se moldam através da repetição, e o pensamento negativo pode gerar um círculo vicioso. Todos conhecemos pessoas que se deixaram envolver por essa espécie de espiral negativa. "Espero o pior e o pior sempre acontece comigo."

Infelizmente, os pais de hoje têm mais motivos para temer pelo bem-estar de seus filhos do que jamais tiveram. Enfrentamos o dilema de procurar uma forma de proteger e prevenir nossos filhos contra os perigos sem instilar neles uma ansiedade desnecessária. Por exemplo, queremos que nossos filhos sejam cautelosos com estranhos, mas sem supor de antemão que toda pessoa que eles não conhecem é hostil e pretende fazer-lhes mal. Queremos que fiquem sob nossa proteção, mas não se sintam vulneráveis quando não estamos por perto. É um desafio criar filhos autoconfiantes e, ao mesmo tempo, fazer o melhor possível para mantê-los em segurança.

Não há respostas fáceis para esse dilema, e os pais devem avaliar individualmente como responder às dúvidas de seus filhos, que grau de independência dar a eles e em que idade.

Quando Ken, de doze anos, anunciou que queria ir para a escola sozinho, seus pais tiveram de equilibrar sua ansiedade por ele andar desacompanhado pelas ruas da cidade com seu desejo de estimular a independência nascente do filho.

Outro temor que nos acomete como pais é que nossos filhos sofram o mesmo que nós sofremos quando tínhamos a idade deles. Nossa identificação exagerada com nossos filhos pode levarnos a atitudes e comportamentos inadequados. O pai de Carl é fanático por basquete e põe todos malucos com sua obsessão – de sua mulher ao treinador do filho de sete anos. O pai justificou suas preocupações para mim desta maneira:

– Eu não era muito atlético quando tinha a idade de Carl. Lembro que sempre me deixavam por último quando iam formar um time, e isso me deixava muito infeliz. Tenho medo que aconteça a mesma coisa com Carl.

É preciso que Carl explore suas próprias habilidades atléticas sem o fardo das lembranças e problemas por que seu pai passou. Em suma, o pai de Carl precisa sair de cena e dar ao filho a oportunidade de ter experiências próprias. Não podemos esquecer que nossas crianças são diferentes de nós e têm o direito de sofrer suas próprias dores.

Medos de todos os dias

As crianças vivem em um mundo diferente do mundo dos adultos e nem sempre nos contam o que está se passando no delas. Às vezes os pais desconhecem as coisas que amedrontam seus filhos no dia-a-dia. Por exemplo, muitas crianças vivem sendo intimidadas por outras crianças na escola, na vizinhança ou até por irmãos em casa. São maltratadas, ameaçadas, xingadas e provocadas. Crianças pequenas podem não saber como expressar seu medo e sua mágoa, e as mais velhas podem achar que têm de ser capazes de cuidar da situação sozinhas. De vez em quando, é bom perguntarmos a nossos filhos como estão se relacionando com as outras crianças.

A mãe de Andrew, de cinco anos, pergunta despreocupadamente:

– O que aconteceu na escola hoje? (Esta construção de frase tende a produzir mais informações do que a mais batida: "Como foi seu dia na escola hoje?")

– Joey pegou meu caminhão. Eu estava brincando com ele primeiro.

– E depois?

– Nada, não sei – murmura Andrew.

Nesse ponto, a mãe percebe que Joey está intimidando seu filho e tenta ajudá-lo a descobrir um jeito de lidar com o valentão.

– Deve ter sido muito chato o Joey pegar seu caminhão. O que você acha que poderia ter feito? – pergunta ela, proporcionando ao menino a oportunidade de pensar em novas maneiras de lidar com uma situação difícil.

Andrew fala sobre pegar o caminhão de volta, contar para a professora, brincar com outra coisa, sair de perto de Joey e ir brincar com outros garotos. A mãe nem precisa dizer a Andrew o que ele *deveria* fazer. Só tem de escutar e auxiliá-lo a explorar as várias alternativas ao "Nada, não sei". Também se pode perguntar:

– Como você gostaria que isso tivesse acabado?

Andrew talvez respondesse:

– Gostaria de ter ficado com o caminhão.

Uma vez tendo esclarecido o que deseja, a criança pode começar a desenvolver um plano construtivo.

– Acho que vou pegar o caminhão amanhã cedo e, se Joey tentar pegar de volta, vou dizer a ele: "Não!"

Para muitas crianças pequenas, enfrentar novas situações é atemorizante. O primeiro dia na escola, a primeira visita ao dentista, a primeira viagem de avião podem ser uma agonia. A ajuda que podemos lhes dar para superar essas etapas consiste em sermos generosos em nossas manifestações de apoio e incentivo. Expressar confiança em nossos filhos é uma forma excelente de ensiná-los a ter confiança em si próprios. Preste atenção na reação física, nas feições e na postura de seu filho na próxima vez em que você disser:

– Você vai se sair muito bem. Tenho certeza de que vai saber como fazer.

Crianças muito pequenas talvez necessitem de uma preparação adicional para situações novas, como visitar a nova sala do pré-escolar antes do início das aulas. Depois de explorar todos os diferentes espaços de aprendizado da sala de aula, a mãe de uma garotinha que conheço perguntou à filha:

– O que você acha que vai querer fazer primeiro assim que as aulas começarem?

– Dar comida aos peixes – respondeu Sandy sem titubear, já tendo realizado a grande proeza de se imaginar na escola.

Outra fonte de medos para algumas crianças é a televisão, com seu cardápio cotidiano de violência nas notícias, filmes, anúncios, novelas e demais programas. Os pequenos nem sempre são capazes de distinguir entre realidade e ficção e, portanto, precisam ser protegidos de ambas. Certas crianças maiores podem assistir aos acidentes, traumas e crimes que a televisão exibe e não serem afetadas, enquanto outras se perturbam e ficam obcecadas com as imagens. Cada um de nós tem de avaliar a capacidade de nossas próprias crianças de lidar com a violência na TV e limitar o seu tempo de exposição a ela de acordo com isto.

Todos têm medo... às vezes

Como pais, queremos ser fortes para nossos filhos. Queremos que sintam que podem contar conosco para mantê-los em segurança. No entanto, precisamos igualmente ter a coragem de ser vulneráveis e dividir com eles esses momentos, como o Leão Covarde de *O Mágico de Oz*. Todos temos medo de vez em quando. O que faz a diferença é a forma como lidamos com nossos medos. Assim, nossos filhos descobrem que somos humanos, que, em parte, ser humano é ser imperfeito e que todos nós vez por outra necessitamos de apoio e de ser tranqüilizados. É incrivelmente reconfortante sentir a mãozinha de um deles batendo em nossas costas no meio de um abraço.

Phoebe, com seus oito anos, sabia que a mãe estava preocupada com a consulta ao médico naquele dia. Phoebe não tinha conhecimento de todos os detalhes e nem precisava – seriam complicados demais para ela compreender. Mas, naquela manhã, quando a mãe se curvou para abraçá-la antes da ida para a escola, foi Phoebe quem apertou a mãe com carinho especial. A mãe sentiu o abraço diferente e, com surpresa no rosto, disse:

– Obrigada, Phoebe. Isso ajuda muito.

Nossos filhos aprendem a lidar com seus medos observando como lidamos com os nossos. Deixemos que vejam as diversas maneiras como buscamos apoio em nosso marido ou em nossa mulher, em nossos amigos e na família quando necessário, e também como oferecemos nosso apoio e afeto em troca. A forma como reconhecemos nossos sentimentos e encontramos soluções criativas nos tempos difíceis é o modelo que nossos filhos vão ter para seguir quando enfrentarem suas próprias crises.

4

Se as crianças convivem com a pena, aprendem a ter pena de si mesmas

Sentir pena de si mesmo é muito parecido com ficar preso na areia movediça. Em ambos os casos, uma força misteriosa puxa a pessoa para baixo enquanto ela se sente esmagada e impotente. A única esperança é que alguém apareça para salvá-la.

Esta não é uma boa fórmula para o sucesso. Se sentimos pena de nossos filhos ou estamos sempre cheios de autopiedade, estamos ensinando a eles que é certo sentir pena de si mesmo. Não é uma aula de iniciativa, perseverança ou entusiasmo. Pelo contrário, a autopiedade drena a energia pessoal e muitas vezes projeta uma imagem de desamparo e inadaptação.

Queremos que nossos filhos sejam desembaraçados, capazes de encontrar dentro de si mesmos a força de que necessitam e de saber quando está na hora de pedir ajuda aos outros. Para dar um bom exemplo, temos de fazer o mesmo em nossas próprias vidas. Não de modo perfeito e não o tempo todo, mas o suficiente para que nossos filhos aprendam a recorrer às suas forças interiores diante dos desafios. O que quer dizer que também temos de encontrar forças dentro de nós para fazer face às adversidades que a nossa própria vida nos apresenta. E, além disso, ter fé em nossos filhos, acreditar que eles estarão à altura dos obstáculos que surgirem em suas vidas.

Experimentando um chapéu diferente

Todos vivemos momentos em que sentimos pena de nós mesmos. Sentimos que trabalhamos demais, que os outros nos apreciam de menos, que a vida não segue o rumo que gostaríamos. "Por que eu?", perguntamos intimamente. Se não tomamos cuidado, a autopiedade acaba se transformando em um estado de espírito e passa de um choramingo eventual para uma choradeira desesperada. Nossa capacidade de percepção se estreita para captar apenas as informações que combinam com o perfil do "coitado de mim" e caímos em uma forma de pensar repetitiva, que leva ao círculo vicioso de autopiedade e desamparo.

Quando nos encontramos em tal situação, ajuda bastante parar de pensar em nossos problemas naquele instante exato e tentar fazer alguma outra coisa – qualquer uma! Pode ser pedalar uma bicicleta ergométrica, dar uma caminhada ou simplesmente imaginar uma viagem para um lugar paradisíaco. Uma de minhas alunas, Kathy, contou-me o que funcionou para ela:

"Eu me sentia como um pano de chão velho, usada e desprezada. Meus três filhos estavam me deixando esgotada, meu marido trabalhava demais e sempre chegava em casa exausto. Vivia ressentida e triste, mas também estava cheia de me sentir daquele jeito. Então, decidi usar um pouco a imaginação, como havíamos falado na aula. Fechei os olhos e a primeira coisa que me veio à mente foi de que precisava de um pouco de aplauso. E assim me imaginei de pé no meio de um grande estádio cheio de gente batendo palmas e gritando: 'Kathy é a maior!'

Vi que era necessário aproximar-me do meu marido e que desejava que as crianças notassem o que eu fazia para elas. Queria um pouco de atenção. Então, preparei a sobremesa favorita da família e coloquei-a no aparador com um grande cartaz onde escrevi: 'Kathy é a maior. Se você concorda, dê-me um abraço bem grande.' Nem é preciso dizer que isso provocou a reação de todos. Recebi os abraços de que precisava, e meu marido e eu planejamos deixar as crianças com uma tia e passar um pouco de tempo juntos no fim de semana seguinte. Não vou dizer que isso mudou minha vida, mas me tirou daquela rotina de 'coitada de mim'."

Kathy não foi a única a se beneficiar de sua estratégia, pois mostrou aos filhos como serem criativos para resolver um problema. Além disso, ganhou o tempo que precisava ter com o marido. É imprescindível que marido e mulher enriqueçam e revitalizem seu relacionamento. Todos na família lucram quando eles se apreciam mais.

Você não sabe a sorte que tem

Um dos temas mais comuns de um pai ou mãe que seguem o padrão "coitado de mim" são as comparações entre a vida da criança e as lembranças da infância dele ou dela. Judith, de onze anos, sempre sabia quando a mãe ia enveredar por aquele caminho porque ela começava contando como era sua vida quando tinha a idade da filha. Depois, observava como Judith era sortuda por ter tantas coisas e arrematava afirmando que a menina não fazia idéia de como seus pais trabalhavam duro para isso. Aquele tipo de conversa geralmente acontecia dentro do carro, de onde Judith não tinha como escapar.

A mãe de Judith começava com comentários como:

– As crianças de hoje não têm nenhuma noção do valor das coisas, acham tudo natural, como um par de tênis custar trezentos reais.

Judith não encontrava resposta para isso a não ser um "Humhum", enquanto afundava no banco de trás. Sua mãe, porém, estava apenas na fase de aquecimento.

– Acho que você não se dá conta, mas, quando eu tinha a sua idade, cuidava da minha irmã mais nova e ajudava a minha mãe a arrumar a casa. Não ficava por aí à toa com meus amigos o tempo todo.

Nesse ponto, Judith levantava os olhos e suspirava, mas perdia a paciência.

– Mamãe, eu não fico por aí à toa com meus amigos o tempo todo. E faço um bocado de deveres de casa. Provavelmente, muito mais do que você fazia.

A situação acabava virando uma disputa entre mãe e filha para decidir quem tinha mais direito de sentir pena de si mesma. A mãe não tivera a intenção de começar essa competição nem mesmo de manifestar autopiedade. Ela queria ensinar Judith a dar mais valor ao que possuía. Entretanto, a mensagem que vinha subentendida era: "Sinto inveja e frustração por não ter tido as vantagens que você tem", junto com outra mais sutil e insidiosa: "Você me deve isso." Não é de admirar que Judith suspire cada vez que a mãe começa com essa ladainha.

Não há nada de errado em expressar nossa necessidade de estima. Ao buscar Judith na escola, sua mãe poderia meramente dizer: "Estou contente por poder fazer isto por você e ficaria ainda mais contente se soubesse que você fica agradecida." Ela não tem de apelar para a autopiedade para fazer um pedido claro de estima. Evidentemente, não podemos garantir como nossos filhos vão reagir, mas a probabilidade de recebermos o que queremos deles é maior quando nossas mensagens são claras, diretas e sem "ranços".

"Minha barriga está doendo"

As crianças são mestras em sentir pena de si mesmas, inclusive despertando a compaixão dos pais, com todas as vantagens inerentes à situação: serem notadas, abraçadas e consoladas.

– Estou com dor de barriga – geme Tracy, de quatro anos, enquanto sua mãe tenta prepará-la para a escola maternal. – Não quero ir. – Ela segura o estômago com uma carinha desolada.

Nenhum pai escapa desse dilema. Será que Tracy está doente mesmo? Será que é melhor ela ficar em casa hoje? Vou precisar levá-la ao pediatra? Será que não quer encontrar alguma coisa ou alguém na escola? E será que está carente de mais atenção dos pais?

Ou só precisa passar um dia quieta em casa com mamãe ou papai?

A mãe de Tracy terá de avaliar essa situação em especial e decidir, torcendo para acertar. O mais importante é a menina não aprender que despertar pena vai fazê-la conseguir o que quer.

Se a mãe desconfia que a dor de estômago é uma desculpa para não ir à escola, pode fazer perguntas como estas: "Se você não tivesse de ir à aula hoje, o que gostaria de fazer?", "Qual a pior coisa que poderia acontecer se você fosse à escola?", "Como você gostaria que fosse este dia?" ou "O que você pode fazer para o dia ser como gostaria?".

A resposta a essas perguntas faz a menina identificar o que realmente quer e de que necessita sem que se estimule uma atitude de "coitada de mim". Talvez também abra para a mãe uma janela na vida de Tracy. Quando as crianças fingem estar doentes, em geral estão pedindo atenção. É uma oportunidade para refletirmos se ultimamente estivemos apressados ou preocupados demais. Quem sabe seja a hora de desacelerar nosso ritmo, fazer uma avaliação mais cuidadosa e passar mais tempo com nossos filhos.

Uma outra forma de as crianças se entregarem à autopiedade é dizendo: "Não consigo." Esta costuma ser a resposta e a desculpa definitivas para não desenvolver novas habilidades, não aprender alguma coisa nova. A criança está dizendo aos pais: "Você não pode querer que eu faça isto. Eu simplesmente não sou capaz." No entanto, talvez o que esteja de fato dizendo seja: "Não quero fazer", ou, de modo ainda mais incisivo: "Eu não quero."

Se sucumbimos a essa estratégia, estamos concordando com a afirmação da criança de que ela não é capaz. Mas não é esta a mensagem que queremos dar a ela. Mesmo que seja difícil, há ocasiões em que temos de desafiar nossos filhos, ignorando as desculpas deles e mantendo as nossas expectativas. Ao mesmo tempo, é conveniente ajudá-los a definir e reconhecer seus sentimentos de insegurança.

Ben, de oito anos, estava aborrecido com seu dever de casa de matemática.

– Não consigo fazer isto – gemia ele. – É difícil demais para mim.

O pai de Ben levou o aborrecimento a sério, mas não deu atenção ao pedido velado de compaixão e estimulou-o a continuar tentando:

– Lembra, no ano passado, quando você teve problemas com matemática? – respondeu ele. – Você pediu mais explicações ao seu professor e nós estudamos alguns dos problemas juntos. Você resolveu todos eles e agora também pode resolver esses daí. Vamos dar mais uma olhada neles.

É tentador oferecer simpatia quando nossos filhos se sentem desanimados, mas corre-se o risco de incentivá-los a se deixar levar pela autopiedade, em vez de desenvolver a qualidade da perseverança. Ben poderia começar a pensar que não era mesmo bom em matemática se o pai tivesse dito:

– Está certo, Ben, sei que é difícil. Por que não vai dormir e deixa isso para amanhã?

Queremos que nossas crianças mantenham seus horizontes abertos para que adquiram competência em uma ampla variedade de disciplinas e atividades. É imprescindível não permitirmos que nossas próprias deficiências nos impeçam de enxergar com clareza. Se o pai de Ben teve dificuldades com matemática quando criança, talvez fique inclinado a "não apertar muito" o filho. O que não seria bom para o menino.

Às vezes, é muito difícil os pais saberem quando ajudar um filho e quando não ajudar. Em certos casos, a ajuda pode acabar se transformando em entrave. De vez em quando, as crianças precisam completar projetos sozinhas para ganhar confiança. Em outras ocasiões, deixar de ajudar pode feri-las. Quando um filho está se debatendo com alguma responsabilidade e se sentindo oprimido por ela, o pai ou a mãe pode interferir de um modo que estimule a autoconfiança dele, e não que a abale. A melhor coisa a fazer talvez seja ajudar a criança a iniciar o projeto e depois deixá-la à vontade para que encontre seu próprio caminho.

Como pais, as decisões sobre como e quando oferecer ajuda, inclusive sobre oferecer ou não essa ajuda, devem ser constantemente reavaliadas. As necessidades e capacidades de nossos filhos mudam à medida que eles amadurecem – o que é útil para uma criança de três anos pode atrapalhar uma de cinco. Temos de adquirir a habilidade de saber quando intervir e quando nos esquivarmos, ao mesmo tempo oferecendo estímulo. Sem esquecer que uma certa dose de esforço é inevitável e pode contribuir para o processo de aprendizado.

Tempos difíceis

Quando as tragédias acontecem, sentir pena não ajuda muito porque é uma emoção que supõe distância. Ao mesmo tempo que temos pena do outro, nos sentimos agradecidos – talvez um pouco superiores – por termos sido poupados daquele sofrimento. A empatia, por outro lado, é um sentimento de proximidade, de tentar imaginar como seria se estivéssemos no lugar da pessoa. Envolve compaixão e leva naturalmente a nos indagarmos como podemos ajudar a outra pessoa.

Uma das coisas extraordinárias das tragédias é a maneira como fazem aflorar o que há de melhor nas pessoas. Vítimas de infortúnios freqüentemente revelam incrível força e coragem. As crianças portadoras de deficiências físicas, por exemplo, muitas vezes ensinam mais a seus pais sobre a vida do que seus pais a elas. Até crianças com doenças terminais são capazes de demonstrar que estão acima do sentimento de autopiedade. Podem sentir desânimo de vez em quando, mas não se entregam a ele.

Sue, de dez anos, tinha um câncer em fase terminal. Costumava ir direto do colégio para o tratamento na ala especializada do hospital. Todo o seu comprido cabelo louro caiu. Poderia ter passado seu tempo escondida dos outros e sentindo pena de si mesma. Em vez disso, com a colaboração de sua família, manteve tanto quanto possível a vida de uma menina de sua idade. Amarrou um lenço na cabeça e continuou indo à escola, fazendo seus deveres de casa e encontrando os amigos. Enquanto ainda tinha energia para aproveitar, deu uma festa para toda a turma do colégio. As crianças se divertiram um bocado, e ela também.

Caso os colegas tivessem se consumido de pena de Sue, não teriam tido coragem de brincar de pega-pega com ela, um jogo desgastante em que é preciso correr com todo o vigor. Não que eles não compreendessem a doença de Sue ou que não estivessem solidários com ela. Haviam conversado antes com sua professora sobre a situação e procuraram imaginar como ela estaria se sentindo. Pelo fato de terem discutido abertamente a doença e serem capazes de compreender as suas implicações, puderam dar aquele tipo de apoio à menina, incluindo-a em suas atividades em vez de afastá-la, em uma tentativa inábil de protegê-la.

Soluções, em vez de "peninha"

Janice, de dez anos, joga-se no sofá da sala ao lado da mãe e reclama:

– Fui a única a não ser convidada para a festa da Melissa.

Sua mãe percebe imediatamente aonde essa conversa vai chegar. Passa o braço pelos ombros caídos de Janice e pergunta:

– A *única* a não ser convidada?

– Bom, tem mais gente que também não vai – admite Janice.

– O que você gostaria de fazer nessa noite? – pergunta a mãe.

– Quem sabe ficar metida dentro de casa morrendo de tédio – responde a menina, em parte a sério, mas olhando para a mãe de esguelha com um certo interesse.

– É uma opção – replica a mãe, sem cair na armadilha de sentir pena da filha.

– Posso convidar as outras meninas que também não vão à festa para dormir aqui? – pede Janice.

– Pode ser bem divertido – responde a mãe. – E você pode aproveitar para preparar aqueles *brownies* de que gosta.

A oportunidade de mostrar a nossos filhos como fazer boas escolhas surge em ocasiões assim, quando conversamos com eles sobre pequenas crises. Escutando o que sentem a respeito e sugerindo saídas possíveis ou, melhor ainda, levando-os a encontrar suas próprias soluções, nós os guiamos para longe da autopiedade e em direção à autodeterminação. Nossa crença na força interior de nossos filhos dará a eles a confiança de que precisam para contar com eles próprios. É mais importante do que "peninha" todos os dias!

5
Se as crianças vivem sendo ridicularizadas, aprendem a ser tímidas

A VERDADE É QUE RIDICULARIZAR ALGUÉM É UMA CRUELDADE. E é mentira que tudo não passa de brincadeira. "Ora, eu só estava brincando. Você levou a sério?" Racionalizar a zombaria deste jeito lança na vítima a culpa por qualquer reação que ela demonstre. A pessoa que está sendo ridicularizada é colocada em uma situação em que sai perdendo de qualquer maneira. Se faz objeção à zombaria, pode vir a ser ainda mais ridicularizada. Se aceita ser ridicularizada, sua auto-estima sofre.

Uma criança ridicularizada em geral não sabe se é melhor tentar apaziguar ou evitar aquela pessoa que está zombando dela. Esta confusão resulta em uma ambivalência, em um impasse, como pisar no freio e no acelerador do carro ao mesmo tempo. Apanhada em um conflito destes, a criança pode tornar-se indecisa e tímida, sempre à margem das experiências, tentando não chamar a atenção para si.

O tipo de timidez que resulta da zombaria constante é diferente da quietude natural, inata, que algumas crianças revelam ter. Estas aparentemente precisam de mais tempo para se comunicar com as pessoas em situações novas, e temos de aceitar que isto faz parte de sua personalidade. Mas as crianças que se tornam tímidas e se retraem para não serem ridicularizadas precisam de nosso auxílio. É nossa função escutá-las, descobrir o que está havendo e ajudá-las a descobrir maneiras de lidar com a situação.

Graça sem graça

O ridículo e o riso costumam andar juntos, mas não são companheiros naturais. Na realidade, o ridículo pode ser visto como uma subversão do riso. No sentido mais saudável e puro, o riso compartilhado pode despertar sensações de bem-estar e descontração em nosso corpo, além de construir e firmar amizades. Por outro lado, o ridicularizar tem a ver com fazer graça de alguém. A risada acontece à custa de outra pessoa.

Distinguir entre a risada saudável e o riso de zombaria é algo confuso para as crianças, principalmente porque achamos graça das aflições e incômodos dos outros em desenhos animados, histórias em quadrinhos e filmes. Se um palhaço dá de cara em uma parede, nós rimos dele. O que temos de explicar aos nossos filhos é que as comédias são diferentes da vida real, e que, na vida real, não rimos dos outros quando eles se machucam ou erram, mas sim procuramos ajudá-los de alguma forma. Do contrário, talvez não compreendam que é errado rir das dificuldades dos outros e, quando a maioria vaiar alguém por causa de alguma dessas dificuldades, eles acabarão vaiando também.

Scott tem dez anos, não é nenhum atleta, mas gosta de jogar vôlei no horário do recreio da escola. Quando ele vai sacar, os garotos do outro time começam a gritar seu nome como se torcessem para ele.

– Scott! Scott! Scott! – repetem eles, em um ritmo cada vez mais acelerado.

A princípio, Scott fica satisfeito com a atenção. Entretanto, quando erra o saque, percebe que os garotos estão zombando dele. Fica confuso e, logo em seguida, zangado. A zombaria continua durante todo o jogo, deixando Scott rubro de vergonha e humilhado. Não sabe se deixa a quadra ou ignora os outros e continua a jogar.

A zombaria contamina o riso com desprezo, o que confunde as crianças, sejam elas pequenas ou grandes. Scott não percebeu de imediato que estava sendo ridicularizado. Seu primeiro impulso foi querer participar da diversão dos outros. Quando se deu conta de que estavam rindo dele, veio o constrangimento. No início, a ofensa era sutil demais para Scott entender e ele ficou desconcertado, sem saber como reagir.

Se esse tipo de agressão fosse dirigido a ele com freqüência, é provável que Scott desanimasse e começasse a se afastar dos jogos no colégio. Basta o medo de ser ridicularizado para manter algumas crianças à distância, por vezes até despertando nelas forte retraimento ou timidez. E, quando uma criança se torna excessivamente insegura, um ciclo destrutivo costuma entrar em atividade. As outras crianças pressentem a sua vulnerabilidade e implicam ainda mais com ela, transformando-a no alvo de suas brincadeiras. É um papel doloroso para uma criança representar e um alto preço a pagar para ser incluída no grupo. Às vezes, porém, parece que a única alternativa é o isolamento e a solidão.

Nem sempre nossos filhos nos contam sobre experiências como essas. Sentem-se humilhados ou embaraçados demais para admitir que foram objeto de ridículo. Ou acham que nada podemos fazer para ajudá-los. O que costuma ser verdade. Em geral, não podemos proteger nossos filhos das implicâncias de outras crianças, pois a nossa intervenção talvez complique ainda mais as coisas. Mas podemos lhes dar apoio, incentivando-os a encontrar forças para superar a zombaria e procurar outros amigos.

Existe também a possibilidade de termos de admitir que são os nossos filhos que estão ridicularizando os outros. Nem sempre é fácil reconhecer e enfrentar o fato de que nossos filhos também podem ser cruéis. Uma simples repreensão – "Não faça isso" ou "Isso não é bem-educado" – não é suficiente para resolver uma situação como essa. A criança pode passar a tomar mais cuidado daí em diante para que não ouçamos seus comentários desagradáveis. Podemos aumentar a sensibilidade dela para os sentimentos dos outros dizendo:

– Imagine como você se sentiria se alguém dissesse isso para você.

Ou:

– Você reparou na cara que ele fez quando você disse isso? Só fico imaginando o que devia estar sentindo.

Precisamos ensinar empatia e bondade aos nossos filhos. A melhor maneira é estando por perto quando eles precisarem, fazendo com que saibam: "Estou aqui do seu lado e compreendo." Se experimentarem a empatia em suas próprias vidas, será muito mais fácil para eles estarem em sintonia com as necessidades dos outros e tratarem as pessoas com gentileza.

O APOIO DOS PAIS

Apesar de não ser possível controlar o modo como as outras crianças tratam seu filho, você pode ajudar de outras formas. Fique atento para os indícios de ele estar sendo ridicularizado: se de repente fica mais retraído, se demonstra timidez ou insegurança fora do comum. Caso ele conte que as outras crianças o xingam ou dão apelidos, insultam ou ameaçam, acredite nele, leve-o a sério. Dizer que "não faz mal", "não ligue para isso" ou "é brincadeira deles" não vai resolver. Sua primeira providência deve ser escutar e encorajar seu filho a falar sobre o que o magoa e perturba.

Se ele estiver na pré-escola ou no início do ensino fundamental, é recomendável conversar com a professora, proporcionando-lhe mais uma fonte de auxílio. O objetivo dessa conversa não deve ser culpar as outras crianças nem pedir proteção para seu filho, mas planejar uma abordagem conjunta para solucionar o problema.

Clara tinha nove anos e vinha sendo rejeitada por um grupo de meninas da sua turma de quarta série, tornando-se o alvo preferido de suas zombarias. A professora observou que ela ficava cada vez mais acanhada e retraída, e portanto mais vulnerável aos gracejos das outras. Em casa, chorava todas as noites e dizia que não queria ir à escola no dia seguinte.

Juntos, os pais e a professora elaboraram um plano: quando Clara e as meninas que implicavam com ela se aproximassem umas das outras, a professora levaria Clara para longe delas do modo mais sutil possível, aproximando-a de outro grupo mais receptivo. E os pais conversariam com a filha sobre a maneira como os verdadeiros amigos devem se tratar e como ela poderia fazer novas amizades. Assim, com a colaboração dos pais e da professora, Clara aprendeu a escolher novos e verdadeiros amigos e a lidar melhor com situações de hostilidade.

Quando os réus somos nós

Às vezes, e freqüentemente sem pensar, somos nós que ridicularizamos os outros. Fazemos um comentário mordaz sobre alguém que passa ou um conhecido, dizemos uma piada pouco generosa sobre um amigo. Temos a impressão de que não estamos fazendo nada de errado, porque se trata de um estranho ou de alguém que não está presente. Porém, se nossos filhos escutarem, pensarão que também não há nada de mais em se fazer observações maliciosas sobre os outros.

Ouvi a seguinte história de uma mãe que conheço:

"No shopping center de nosso bairro há uma moça que de vez em quando fica em um canto acenando para os carros que passam. Está sempre sorrindo ou cantando enquanto circula pelo local. Outro dia, quando saíamos do supermercado, lá estava ela. A mulher à minha frente disse para a filha, de mais ou menos sete anos: 'Lá vai a moça maluca.' E a menina replicou, embaraçada: 'Mamãe, não é gentil falar assim. Você não gostaria se fosse chamada de maluca.' E eu disse, quando passei por elas ao sair: 'Eu a chamo de *a moça feliz.*' A menina pareceu aliviada. A mãe deu um sorriso amarelo e comentou: 'É, ela parece mesmo feliz.'"

Às vezes, são as crianças que nos dão lições.

Zombaria na família

Os pais, vez por outra, caem na cilada de implicar ou zombar dos filhos pensando que assim farão deles pessoas mais rijas e resistentes. Evidentemente, ridicularizar alguém não é um bom método de desenvolver a força de caráter de ninguém. Na melhor das hipóteses, a criança acabará tentando se proteger com bravatas, o que de forma alguma se pode confundir com verdadeira força interior.

Pete tinha doze anos e seu pai fora uma estrela do futebol em sua época. Agora, Pete fazia parte de um time local que se preparava para o campeonato da temporada. O pai não achava Pete suficientemente agressivo em campo, e assim tentou motivá-lo. Mas o "incentivo" tomou a forma de zombaria durante o treino e na frente dos companheiros de time do menino.

– O que você está fazendo aí? Esperando servirem um chá? Corra, vá atrás dessa bola! – gritava o pai. Pete assentia com um gesto de cabeça e voltava para o meio do campo fervendo de raiva, a mandíbula contraída, zangado e frustrado demais para se concentrar no jogo.

O pai de Pete provavelmente tinha boas intenções. Decerto não imaginava que suas observações fossem humilhantes e cruéis. Talvez só estivesse repetindo as coisas que diziam para ele quando jogava futebol. Infelizmente, sua interferência não ajudava Pete a jogar melhor e ainda prejudicava seu relacionamento com o filho.

Um exemplo mais maldoso de zombaria geralmente se verifica entre irmãos, que podem ser peritos em se espetarem uns aos outros com sarcasmos, apelidos e outras táticas agressivas. Irmãos e irmãs conhecem bem as vulnerabilidades uns dos outros e sabem como atingi-las.

Jill sabia que seu irmão mais novo estava interessado em fazer amizade com o novo vizinho. Os dois possuíam skates e tinham mais ou menos a mesma idade. Assim, sempre que os via juntos, passava por eles em sua bicicleta gritando algo como: "Oi, Mijão. Fez xixi na cama esta noite também?"

Isto não é apenas implicância inofensiva, trata-se de uma zombaria perversa e arrasadora. A exposição diária ao ridículo no meio familiar é muito nociva e deixará a criança insegura e tímida. Os pais precisam tomar conhecimento de como é o relacionamento entre os irmãos, sobretudo quando não há adultos por perto. Devem intervir e estabelecer limites claros, explicando quais serão as conseqüências caso se excedam, de modo que todas as crianças da família se sintam seguras e confortáveis.

A segurança do lar

Todo mundo, mais cedo ou mais tarde, é alvo das troças e brincadeiras de alguém, e portanto não há como pouparmos nossos filhos da experiência de serem ridicularizados em algum momento de sua infância. Contudo, se fizermos de nossas casas um porto seguro, as crianças contarão sempre com um lugar onde poderão ser elas mesmas. Creio que os pais que admitem que eles próprios têm defeitos, cometem erros e se empenham de fato em aprender com isso são os que criam um ambiente mais caloroso e sereno para o crescimento de seus filhos. Essas crianças compreendem que o mundo não acaba quando fazem algo errado, já que até os adultos ainda estão aprendendo e chegam a rir de si mesmos. Quando os membros de uma família conseguem rir juntos, uns *com* os outros e não *dos* outros, o acanhamento e a timidez se dissipam.

6

Se as crianças convivem com a inveja, aprendem a invejar

A INVEJA SURGE DA MANEIRA COMO OLHAMOS PARA AS COISAS. Podemos enxergar a grama do vizinho mais verde do que a nossa, seu carro melhor do que o nosso, sua casa mais elegante. Ou podemos apreciar e aproveitar a nossa própria grama, nosso carro e nossa casa.

A realidade é que sempre haverá aqueles que têm mais do que nós, assim como também sempre haverá os que têm menos. Cabe a nós decidir como conviver com este fato. Se estamos insatisfeitos, constantemente nos comparando com os que têm mais e com inveja do que eles possuem, é muito provável que nossos filhos sigam nossos passos e vivam suas vidas atormentados pela cobiça e pelo desapontamento. Temos de domar a natural inveja que existe em nós para que nossos filhos aprendam a apreciar aquilo que têm, em vez de sofrer pelo que não têm.

O SEU É MELHOR QUE O MEU

Perceber as diferenças e fazer comparações é normal, inevitável e, na verdade, essencial à nossa existência. A capacidade de distinguir as coisas é um elemento importante na imprescindível habilidade de observar. Para as crianças, aprender a ver as diferenças é o primeiro passo para saber pensar de modo crítico. São as conclusões a que chegamos como resultado de nossas comparações que podem nos causar problemas: os sentimentos destrutivos de ciúme e inveja.

As crianças estavam brincando no jardim quando o pai chegou

com um carro novo em folha. A mãe ficou satisfeita por ele ter conseguido o carro da cor que ela queria e as meninas ficaram muito animadas com a novidade. Era o seu primeiro carro novo, uma surpresa completa. O pai estava muito orgulhoso.

Cuidar do carro novo era uma tarefa de que todos gostavam. Durante as férias, as meninas ajudaram a lavar o carro nos fins de semana e, quando andavam nele, comportavam-se perfeitamente, não pondo os pés no estofamento e não comendo lá dentro.

Meses depois, um dos vizinhos também comprou um carro novo, um modelo mais na moda e por um preço mais baixo. Quando o pai soube, aborreceu-se.

– Deveria ter comprado aquele modelo – disse ele. – Se tivesse esperado mais uns meses, teria feito melhor negócio.

– Não faz mal – a mãe consolou-o. – Nosso carro é perfeito para nós.

O pai achou que ela não compreendera e continuou ressentido. As crianças não sabiam bem qual era o problema que surgira de repente com seu carro maravilhoso, mas decididamente perceberam uma mudança na atitude do pai com relação a ele. Viam-no olhar para o carro do vizinho com inveja sempre que o outro saía da garagem. Sabiam que ele estava aborrecido apesar de não compreenderem por quê. Sua perda de entusiasmo foi contagiosa. O carro não parecia mais especial para as meninas. Começaram a comer seus petiscos no banco de trás e jogar os farelos no chão. Depois de um certo tempo, o estofamento também deixou de parecer especial.

A atitude do pai afetou não somente seu próprio bem-estar como o de sua família. Ele passou para as filhas a mensagem de que o valor pessoal depende de propriedade e posses. Não é uma boa mensagem para se transmitir aos filhos.

Fazer comparações nem sempre causa problemas – pode igualmente levar à valorização e à admiração. Se o pai tivesse conseguido não confundir em sua cabeça a boa sorte do vizinho com a sua, poderia ter sentido respeito pela capacidade de negociação do vizinho e admirado seu carro, enquanto continuava a sentir prazer em usar o seu.

Às vezes, não são bens materiais que despertam a inveja, mas os filhos dos outros. Isto se dá sobretudo quando vemos nossos filhos como extensões de nós mesmos e achamos que o que fazem nos diminui. Ao confundir nossas identidades com as de nossos filhos, acabamos fazendo comparações que levam a uma competição nem um pouco saudável. De repente, passa a ser importante para nós de quem é o filho que começa a andar primeiro, qual deles entrou para o time, ganhou o prêmio, tem melhor aparência, tem mais amigos e consegue vaga em um colégio muito disputado.

Uma jovem mãe contou-me o seguinte:

– Lembro de ter escutado uma outra criança lendo uma história bem elaborada para sua idade quando minha filha nem ao menos se interessava por *O Gatola da Cartola*. Fui devorada pela inveja. Dei comigo não só desejando que minha filha pudesse ler como a outra, mas que aquela pequena e inocente garotinha de quatro anos engasgasse com uma palavra mais complicada e calasse a boca. Àquela altura, percebi a dimensão de meus sentimentos e não fiquei nada satisfeita comigo.

Haverá sempre crianças que são melhores, mais rápidas, mais espertas ou mais bonitas do que nossos filhos, dando-nos oportunidades ilimitadas para ter inveja. Entretanto, nesse caso também, podemos optar pela maneira de encarar a situação. Em vez de só enxergar as incapacidades de nossos filhos, o mais recomendável é ficarmos atentos a seus pontos fortes. Então, quando surgirem as inevitáveis comparações, seremos capazes de apreciar as qualidades especiais de cada criança. Além disso, precisamos reconhecer que os sucessos e fracassos de nossos filhos são deles próprios, não nossos. Amamos nossos filhos, e é natural nos alegrarmos quando são bem-sucedidos e nos entristecermos quando não são. Contudo, precisamos ter certeza de que nossas esperanças e expectativas para nossos filhos estão de acordo com as personalidades e o potencial *deles*, e não com nossos desejos não realizados.

Rivalidade entre irmãos

Também é natural os irmãos competirem pela atenção ou elogio dos pais. Comparar um irmão com o outro ou, pior ainda, favorecer um deles em detrimento do outro intensifica muito essa competição normal e diminui as possibilidades de esses irmãos serem amigos mais tarde.

A mãe tentava incentivar Sharon, de sete anos:

– Você precisa se esforçar para melhorar a sua letra – disse ela. – Se treinar, vai ficar com uma letra bonita como a de sua irmã.

Sharon olhou para o lado oposto da mesa de jantar para a irmã de dez anos que estava calmamente fazendo seu dever de casa. Os professores gostavam mais dela, as outras crianças gostavam mais dela e até a mãe gostava mais dela. Sharon não sabia se detestava a irmã ou ela própria.

– Não sei fazer nada direito. Meu lápis mancha tudo. E detesto aprender a escrever – explodiu ela, correndo em seguida para seu quarto para chorar.

Quando uma criança reage de modo tão negativo a algo que dizemos, é um sinal de que devemos examinar nossas intenções. O primeiro impulso da mãe de Sharon foi ficar na defensiva, sem saber por que a filha estava sendo tão pouco sensata. Mas, se parasse para refletir, veria que fizera uma comparação injusta, que podia estimular a competição entre as irmãs. A mãe teria de compreender os sentimentos da menina e desculpar-se. As crianças costumam ser incrivelmente generosas em sua capacidade de perdoar, sobretudo quando os pais se mostram dispostos a admitir seus erros. Também seria bom ela garantir à filha que, daí em diante, não a compararia a mais ninguém, a não ser a ela própria, Sharon.

A realidade é que, mesmo estando alertas o tempo todo – o que ninguém pode estar – e monitorando cada uma de nossas palavras, ainda assim não conseguiríamos evitar a rivalidade entre irmãos. As manifestações mais comuns são bastante elementares. A mãe está cortando um bolo para a sobremesa. Linda e Gary, os gêmeos de cinco anos, observam-na com toda a concentração, prontos para reclamar caso se sintam prejudicados. Ora, é muito difícil cortar fatias de bolo exatamente iguais. Alguém sempre acaba ganhando uma fatia maior ou com mais calda. Mas é importante tentar. Podemos achar graça da insignificância desse exemplo, mas esses momentos são precisamente os que se acumulam na mente da criança ao longo do tempo, deixando algumas com a convicção: "Mamãe sempre gostou mais de você."

Leve a sério o ciúme de seu filho e, sempre que possível, faça o que puder para equilibrar a situação. Lembre-se, o bolo é um símbolo do amor e da atenção maternal. Ao fazer tanta questão de pedaços iguais, as crianças podem estar expressando sua necessidade de se sentirem amadas na mesma proporção. Em vez de deixar escapar algum comentário que as encabule, podemos reagir a essa necessidade generosamente, abrindo caminho para que elas façam o mesmo com os outros mais tarde.

A MENTALIDADE DO GRUPO

– Suzanne só anda de cabelo solto. Por que eu não posso?

– Mas Mickey ganhou aquele modelo novo de tênis...

– Todo mundo tem orelha furada. Também quero furar as minhas.

Crianças de todas as idades costumam desejar ter o que as outras possuem – roupas, amigos, boas notas, um carro, cabelo cacheado, cabelo liso. Imaginam que, se tiverem as mesmas coisas, ficarão iguais aos amigos que admiram.

As crianças confundem facilmente habilidades e bens materiais com bem-estar. Pensam que precisam de certas coisas para se tornarem populares, atléticas, ou seja lá o que for, e acreditam que essa é a maneira de se sentirem bem a respeito de si mesmas. Infelizmente, essa atitude só faz preparar o terreno para a decepção, como muita gente aprende pelo método mais difícil.

Durante a pré-adolescência e a adolescência propriamente dita, quando as crianças estão mais voltadas para seus companheiros do que para seus pais, muitas se mostram obcecadas em possuir o que consideram "certo". É também nessa época que estão aprendendo a pensar de modo abstrato e filosófico e começando a definir seu lugar no mundo. Esse processo pode ser no mínimo um pouco assustador, e os adolescentes procuram refugiar-se da confusão no "grupo". Encaixar-se nele passa a ser crucial.

Precisamos ajudá-los a descobrir que as diferenças individuais são positivas e, de fato, até desejáveis. Queremos que nossos filhos adquiram autoconfiança e não sintam a necessidade de copiar os outros nem anseiem possuir determinados objetos apenas para fazer parte de um grupo. Um adolescente com uma autoimagem forte estará menos inclinado a imitar os outros.

O que não quer dizer que as crianças não devem ser influenciadas por seus amigos. Tomar como modelo um amigo que se admira não é o mesmo que imitá-lo, e a admiração pode motivar nossos filhos para estabelecerem objetivos pessoais e realizarem coisas que talvez não fizessem sem esse estímulo. Mesmo que não cumpra suas metas, um adolescente inspirado pela admiração e pelo apreço, e não pela inveja, estará mais bem preparado para ver a situação de um ponto de vista melhor. "Carlos foi escolhido capitão do time. Pena que não fui eu, mas acho que vai ser ótimo para todos. Nosso time vai ficar muito forte este ano, não vamos perder nenhuma partida", diz Mark, que esperava ser eleito o capitão de seu time de futebol do colégio.

Os adolescentes precisam de ajuda enquanto exploram quem eles são. À medida que atravessam esse campo minado que é a adolescência, é imprescindível saberem que podem contar conosco para auxiliá-los a identificar suas maiores qualidades e aprender como expressá-las. A melhor forma de fazer isto é escutando, muitas vezes nos momentos mais inesperados – dentro do carro, antes de ir dormir ou enquanto preparam um sanduíche na cozinha. São momentos que não podem ser planejados e, em parte, um dos motivos por que o "tempo de qualidade" nem sempre pode ser programado com antecedência.

O segredo é deixar os jovens expressarem seus pensamentos e sentimentos e oferecer-lhes nossa perspectiva, mas de modo a não ferir a sua necessidade crescente de independência. Quando nossos filhos se abrem para nós, devemos ter o cuidado de escutá-los até o fim e depois partilhar com eles a nossa opinião, em vez de simplesmente dizer-lhes o que fazer. Assim estimularemos o raciocínio independente em nossos adolescentes, não a submissão.

Dando valor a nossos filhos e a nós mesmos

Como pais, podemos escolher a maneira de ver nossos filhos e temos a responsabilidade de enxergar e apreciar o que é único em cada criança. Quando damos valor a nossos filhos, eles descobrem como dar valor a si próprios. Ao prestarmos atenção e ouvirmos seus desejos, preocupações, sonhos, piadas e histórias, damos a entender que são importantes para nós, que os amamos e apreciamos suas qualidades próprias e que não gostaríamos que fossem nenhum outro tipo de pessoa.

Para que se aceitem como são, devemos mostrar a eles que nos aceitamos assim como somos, com todas as nossas características e nossos pontos fracos e fortes. Não há melhor motivo para fazermos as pazes com nós mesmos e admitirmos nossas imperfeições do que saber que o nosso exemplo pode levar nossos filhos a gostarem de si mesmos, tornando assim suas vidas melhores.

7

Se as crianças vivem com vergonha, aprendem a sentir culpa

Queremos que nossos filhos saibam distinguir o certo do errado. Esse aprendizado vai levar todo o tempo em que estiverem conosco e quem sabe a vida inteira. Podemos começar ensinando a nossas crianças que não devem tirar os brinquedos dos amigos, que temos de pagar pelo chiclete da loja e que colar nas provas é injusto e prejudicial. À medida que crescem, nós as ajudamos a resolver questões éticas mais complicadas – se é sempre errado mentir, como agir quando sabem que um amigo fez algo errado e assim por diante. Desenvolver uma firme bússola moral interna é um processo que dura toda a vida, mas podemos ajudar nossas crianças a começarem bem.

Como ensinar a elas o que é certo e o que é errado? Esperamos que aprendam a ser boas e generosas seguindo o nosso exemplo, mas como devemos reagir quando não seguem? O que fazer quando o comportamento delas é absolutamente errado? O que fazer quando prejudicam outras pessoas e destroem propriedade alheia intencionalmente? Queremos que compreendam que não permitiremos que prejudiquem os outros ou a si próprias. Também queremos que vejam onde erraram, que sintam vergonha, que lamentem seus atos e até que sofram as conseqüências deles, para que aprendam com seus erros.

Entretanto, não queremos que nossos filhos vivam com vergonha e culpa. Culpar e humilhar as crianças produz nelas um sentimento desagradável sobre si mesmas que pode levar à falta de autoconfiança e a uma noção generalizada de falta de valor pessoal. Por isso, não devemos usar e abusar da vergonha para manipular e controlar nossos filhos. As crianças aprendem melhor através do apoio e do incentivo, não do castigo.

Felizmente, a maioria das pessoas não tem de lidar com crianças que deliberadamente tentam ferir os outros e estragar coisas. De modo geral, são as transgressões impensadas e não-intencionais que requerem nossa intervenção – quando arrancam um brinquedo das mãos de um amiguinho, deixam a cozinha suja ou pegam algo emprestado sem pedir. Quando isso ocorre, é nossa tarefa de pais mostrar que fizeram uma opção errada, orientando-as para que assumam a responsabilidade por seu comportamento e consertem os estragos causados.

Estimulando o aprendizado, não a culpa

Quando nossos filhos fazem algo errado – roubar, mentir, enganar –, nosso primeiro impulso costuma ser a raiva e, em seguida, imaginar o pior. Nesses momentos é de suma importância dar a nossos filhos o benefício da dúvida. Existe a probabilidade de eles não terem compreendido plenamente as regras éticas que estão infringindo. Em vez de nos zangarmos e repreendê-los, devemos transformar esses incidentes em experiências de aprendizado. Se tivermos o cuidado de não tirar conclusões precipitadas e deixarmos que nos contem por que fizeram aquilo, com certeza sairão daquela experiência com uma idéia mais nítida de tudo o que se espera deles e com sua auto-estima intacta.

A mãe percebe que sua carteira está aberta dentro da bolsa e que todas as moedas desapareceram. Ela e a filha de sete anos, Melissa, estão sozinhas em casa. A mãe vai ao quarto da menina e, procurando ater-se aos fatos, diz:

– Notei que todas as moedas de minha carteira sumiram.

Melissa, ocupada com as bonecas, levanta os olhos para ela.

– Deixaram minha carteira aberta dentro da bolsa. Sempre

a fecho. Não sei o que aconteceu às moedas – continua a mãe.

– Bem, o carro do sorvete passou e eu precisava de dinheiro para comprar um picolé. Você estava ocupada falando ao telefone, por isso eu mesma peguei. Mas não consegui fechar o zíper da carteira. Desculpe, mamãe – a menina tenta explicar.

A mãe fica tentada a sorrir, mas mantém o rosto sério. É bom que Melissa demonstre estar arrependida, mas o motivo está errado. A mãe senta no chão com Melissa e suas bonecas e fala com delicadeza, mas em tom firme:

– Minha carteira e meu dinheiro pertencem só a mim. Eu não pego o seu dinheiro e você não pode pegar o meu sem pedir.

Se esse incidente é o primeiro do gênero, elas podem combinar que a menina reembolse a mãe com sua mesada. Se é a segunda, as conseqüências também podem incluir deixar de assistir ao programa favorito de TV por um determinado tempo. Se tirar dinheiro escondido já é um padrão de comportamento, então a mãe precisa estabelecer uma linha de conduta mais séria, talvez até procurando auxílio profissional para descobrir qual é a origem do problema.

A mãe não humilha Melissa pela falta cometida, mas deixa claro que é uma atitude errada e inaceitável. A menina pode até se sentir culpada, mas não tem de achar que é uma pessoa má. Para que ela saiba como lidar melhor com a situação da próxima vez, a mãe diz:

– Compreendo que você quisesse o dinheiro para o sorvete na hora em que eu estava ocupada. Mas você não pode tirar dinheiro de minha carteira sem pedir. O que acha que poderia ter feito, em vez disso?

– Eu poderia ter esperado, mas aí o caminhão de sorvete já teria ido embora... Mas acho que poderia ter tirado o dinheiro do meu cofrinho.

– É verdade – assente a mãe.

– Eu poderia ter escrito um bilhete para você ler enquanto estava ao telefone.

– É uma outra possibilidade.

– Eu poderia não ter tomado o sorvete – Melissa sugere, hesitante, sem muito entusiasmo.

– Não concordo – a mãe ri e dá um abraço em Melissa. – Mas, da próxima vez, peça antes quando quiser dinheiro, ouviu?

As perguntas da mãe são uma lição preciosa para a filha avaliar seu comportamento e refletir em como satisfazer de modo aceitável seu desejo de tomar sorvete. São perguntas que não a diminuem perante si mesma porque não instilam sentimentos de vergonha ou de culpa. Ao contrário, serão causa de satisfação pessoal à medida que ela assumir maior responsabilidade por seus atos.

Que vergonha!

A bagunça no quarto de Julie é tamanha que não há mais como controlá-la. A mãe dela chegou ao limite da tolerância. Com um tom de voz que pretende envergonhar a menina de onze anos, ela diz:

– O que há com você? Como consegue viver dentro deste chiqueiro? Você não tem jeito!

– Ah, está bem... – responde Julie, enquanto encaminha-se, desanimada, para o quarto.

Ela arruma tudo, no entanto, mesmo depois de fazer o que a mãe queria, ainda acha que há algo de errado com ela. Usar a vergonha para controlar o comportamento de uma criança só faz diminuir a auto-estima dela, tira todo o prazer de agradar à mãe e, a longo prazo, não leva necessariamente às esperadas mudanças de comportamento.

A mãe de Julie precisa lembrar que era o quarto que estava uma bagunça, não sua filha. Um claro "Quero que você arrume já esse quarto" transmite desaprovação e, ao mesmo tempo, permite que Julie preserve sua auto-estima. Mesmo que acrescentasse: "Está um horror, não agüento mais olhar para ele", deixaria claro que é a bagunça que a incomoda, não a criança.

O DIREITO DAS CRIANÇAS DE TEREM SENTIMENTOS PRÓPRIOS

Os adultos costumam ter dificuldade em lembrar como era ser criança. Às vezes, em certas ocasiões em que nossos filhos se mostram perturbados ou zangados, temos a impressão de que estão sendo tolos ou pouco razoáveis. Não podemos esquecer que as crianças ainda estão aprendendo a expressar seus sentimentos e ainda não são capazes de racionalizá-los ou categorizá-los. Temos de deixar que se expressem sem se encabularem, mesmo que seus sentimentos não nos pareçam sensatos.

Donny era um menino ativo e esperto de cinco anos, que tinha um medo enorme de raios e trovões. Para piorar, o lugar onde ele morava era freqüentemente assolado por fortes temporais. Cada vez que se armava uma tempestade, o medo de Donny ia crescendo aos poucos.

– Estou com medo, a trovoada está muito perto. Um raio pode cair aqui em casa? – ele perguntava.

As etapas seguintes eram choramingar, chorar, gritar apavorado e procurar um lugar para se esconder. O fato de Donny ter medo e precisar ser consolado e protegido era intolerável para seu pai. No princípio, ele tentava acalmar Donny:

– Não há por que ter medo – dizia. – Não se preocupe, os raios não vão cair aqui.

Quando isso não dava certo, o pai repetia a mesma frase mais alto, cada vez mais impaciente, o que piorava ainda mais as coisas. Donny ficava mais aterrorizado, e seu pai, mais irritado. Por fim, o pai não agüentava mais e explodia:

– Se fosse você, eu teria vergonha! O que há de errado com você, afinal?

O pai de Donny não estava apenas minimizando o medo do filho, estava ensinando o garoto a ter vergonha de sentir medo. Teria se saído melhor se aceitasse seus temores. Poderia ter posto o filho no colo e dito algo como:

– Ei, o que você gostaria de dizer para Dona Trovoada e Seu Relâmpago?

Seria uma forma de fazer com que Donny encarasse seus medos de forma construtiva, em vez de dramatizá-los. Ele talvez até descobrisse que era possível dominar seu medo gritando de volta para o trovão: "Vá embora!"

Ao aceitarmos as fraquezas e temores de nossos filhos e ficarmos ao lado deles quando os enfrentam, contribuímos para que cresçam sem ter vergonha de si mesmos, preservando sua autoestima. Por mais que consideremos despropositados esses sentimentos, cada criança tem o direito fundamental de demonstrá-los e de satisfazer suas necessidades emocionais. À medida que ela cresce, esse direito vai se equilibrando com a responsabilidade de tratar os outros de forma apropriada e respeitosa. Porém, até conquistar sua maturidade, nada se ganha em envergonhá-la, fingindo que esses sentimentos não existem. Permitir-lhe expressar seus verdadeiros sentimentos é o primeiro passo para que ela os solucione. Quando nossos filhos se sentem à vontade para nos contar suas emoções, é mais fácil ajudá-los a pôr de lado as que são negativas, seguir em frente e crescer.

Aceitando a responsabilidade

Crianças pequenas aprendem um bocado sobre causa e efeito brincando e fazendo experiências. Um bebê que deixa cair a colher do alto de sua cadeirinha está fazendo uma experiência. Para ele, aquilo é muito divertido – e mais ainda quando mamãe e papai pegam a colher no chão para que ele possa jogá-la de novo. Ele gosta de seu papel naquela brincadeira de causa e efeito e só desiste dela quando o outro jogador rompe o ciclo recusando-se a pegar a colher.

Conforme crescem, descobrem outras maneiras mais sutis de provocar um acontecimento e de que forma ele pode afetar os outros. Esse aprendizado é o começo da responsabilidade, que evolui naturalmente com o aumento da participação na vida familiar. Não é necessário que as crianças sintam vergonha para que aprendam a se preocupar com a maneira como as coisas vão acabar ou para que se empenhem em corrigir erros. A maioria quase sempre quer agradar aos pais.

Billy, de seis anos, estava pegando o suco de laranja na geladeira quando a caixa escorregou de sua mão e caiu no chão da cozinha. Para sua irmãzinha de um ano e meio, sentada na cadeirinha alta de refeições, aquilo foi uma maravilha de barulho e efeito visual. Ela bateu palmas de alegria. Billy enxergou a situação com um olhar mais maduro e percebeu a sujeira que fizera e a encrenca em que se metera. Apanhou um pano de prato e mergulhou-o na poça de suco de laranja. Ele esperava que o pano absorvesse o suco, mas não se deu conta de que teria de torcê-lo para que sua idéia desse certo. Ao entrar na cozinha, a mãe se deparou com o menino no meio da poça de suco.

– Desculpe, mamãe – disse ele. – Estou limpando tudo.

Ela respirou fundo antes de falar o que quer que fosse e viu que Billy estava fazendo o melhor que podia.

– Deixe eu ajudar você – disse ela. – Foi um bom começo, mas agora é melhor a gente completar o serviço com um pano de chão e um balde.

É de vital importância prestar atenção e elogiar o esforço que nossos filhos fazem para reparar uma falha. Temos de reconhecer e estimular sua capacidade nascente de assumir responsabilidades em vez de castigá-los por suas deficiências. Billy admitiu seu erro, desculpou-se e tentou ao máximo resolver a questão. Talvez não tenha sido muito eficiente, mas estava na direção certa. A mãe aceitou as desculpas e a tentativa dele. Por causa disso, Billy e sua mãe contornaram com naturalidade e gentileza uma situação que poderia ser desagradável, passando pelo ciclo positivo de pedir desculpas, assumir responsabilidades e desculpar. Juntos, limparam a cozinha e intensificaram os bons sentimentos de um pelo outro durante o processo.

Também temos de ensinar às nossas crianças que a responsabilidade é uma moeda de duas faces. Queremos que assumam a responsabilidade quando cometem algum erro, mas também quando fazem algo bem-feito. Assim podem tirar forças e sentir orgulho de suas realizações, o que contribui para que continuem trabalhando naquilo que deve ser melhorado.

Por favor, desculpe

As desculpas funcionam como um bálsamo, ajudando a curar uma situação em que alguém se feriu. Quando, durante um jogo de queimado, Andrew, de doze anos, jogou a bola com tanta força que derrubou uma colega, correu para perto dela.

– Você está bem? – perguntou. – Desculpe, não queria machucar você. Precisa de ajuda?

Ele assumiu a responsabilidade pelo ocorrido, mostrou-se arrependido por ter causado sofrimento à menina e prontificou-se em socorrê-la.

Algumas crianças, por outro lado, usam as desculpas como uma varinha mágica, como se por meio delas pudessem apagar o seu papel ao causar um problema. Parecem não sentir nenhuma culpa ou vergonha. Agem como se pedir desculpas desse a elas um sinal verde para prosseguir em suas atitudes, presumindo sempre que a resposta a todo pedido de desculpas será: "Ah, está tudo bem, eu compreendo."

Quando um pedido de desculpas é oferecido de maneira descuidada, ou até petulante, é preciso que a criança saiba que isso não é suficiente. Queremos que elas reconheçam que suas ações afetam os outros e, quando fazem algo que magoa ou ofende alguém – de propósito ou não –, que compreendam como a pessoa pode estar se sentindo e admitam que são responsáveis por causar sofrimento. Isso certamente resultará em desculpas sinceras e tentativas de reparar os danos, ao contrário de um displicente "Desculpe". Um pedido verdadeiro de desculpas supõe assumir responsabilidades e demonstrar um arrependimento genuíno, assim como a intenção de agir melhor no futuro.

Para que as crianças desenvolvam o importante atributo da empatia, nós mesmos temos de escutá-las atentamente. Quando percebem que procuramos compreender como se sentem, é mais fácil para elas tentar se colocar no lugar dos outros. Sam, de quatro anos, atropelou com seu velocípede a torre de blocos que seu irmão mais velho, Casey, construíra com o maior carinho. Depois de afastar Sam do local e deixá-lo em seu quarto sozinho por um tempo, o pai sentou-se perto dele e perguntou por que destruíra a torre de Casey.

Sam disse que estava aborrecido porque o irmão não queria brincar com ele.

– Como acha que ele está se sentindo ao ver a torre derrubada?

– Triste e com raiva – Sam respondeu.

O pai então perguntou ao caçula se achava que derrubar a torre de Casey era uma boa maneira de fazer o irmão brincar com ele. Sam admitiu que não, e ele e o pai conversaram sobre melhores alternativas para atrair a atenção de Casey. O pai perguntou como Sam poderia tentar remediar a situação, e o menino respondeu que iria pedir desculpas a Casey e ajudá-lo a reconstruir a torre.

O irmão aceitou, com relutância, as desculpas. Como era de esperar, não quis ajuda para reconstruir a torre, mas percebeu que o caçula estava tentando reparar um erro e, à sua maneira, apreciou a atitude.

Respeito pelos outros – e por si mesmos

Nossos filhos precisam de nossa assistência e orientação para tomarem seu lugar em um mundo controlado por regras e regulamentos. Ao transmiti-los a eles, não se pode esquecer que vergonha e culpa são sentimentos fortes que devem ser utilizados com bom senso e parcimônia. Da mesma forma, é preciso ter em mente que atribuir culpa não promove necessariamente o comportamento desejado nas crianças, enquanto levá-las a enxergar seu papel e assumir a responsabilidade por suas ações em geral produz esse efeito.

Com reforços positivos e respeitosos desses princípios, a maioria das crianças acaba compreendendo que terá de responder por seus atos. Tornam-se mais responsáveis à medida que passam a entender o que é causa e efeito. Enxergam a ligação entre o que fizeram e o que aconteceu e mostram-se inclinadas a reparar o erro.

A capacidade de prever e avaliar possíveis resultados leva tempo para se desenvolver, e esperar até que isto se dê pode exigir paciência de toda a família. Conforme nossos filhos amadurecem, passam a respeitar sua noção interior de certo e errado e a perceber que as situações tomam um rumo desagradável se suas atitudes forem equivocadas. São mais capazes de respeitar os sentimentos dos outros, desculparem-se sinceramente por seu erro ou ofensa e aceitarem ser desculpados. Isso completa um ciclo que enfatiza o aprendizado de dentro para fora, em vez de aprender através de vergonha ou culpa.

8
Se as crianças vivem sendo incentivadas, aprendem a ter confiança em si mesmas

A RAIZ DA PALAVRA "ENCORAJAR" É A MESMA DE "CORAÇÃO"; "animar" significa "dar ânimo, dar alma". Quando encorajamos, animamos, incentivamos nossos filhos, damos a eles a força de nosso coração, de nossa alma. Cabe a nós ajudá-los e apoiá-los enquanto desenvolvem as habilidades e a confiança indispensáveis para andar com as próprias pernas. O que pode ser uma questão bastante delicada, pois saber quando interferir e quando se afastar, quando elogiar e quando fazer uma crítica construtiva é uma arte, não uma ciência.

Nossos filhos têm necessidade de apoio, mas também de nossa avaliação honesta de seu progresso à medida que trabalham para desenvolver e apurar suas muitas habilidades. Contam conosco para ajudá-los a seguir em frente e para ampará-los quando recuam. Precisam de nós para incentivá-los a expandir seus limites e ampliar seus horizontes, para estimulá-los a fazer algo melhor do que pensavam ser capazes. Além disso, precisam saber que estamos do lado deles, mesmo quando fracassam.

Para tanto, temos de estar atentos às necessidades, talentos e desejos próprios de cada criança. Identificar as diferenças individuais – como uma criança lida com o desânimo e os contratempos, de que forma a outra é capaz de manter seu interesse em um projeto, qual necessita mais de auxílio e direcionamento, qual trabalha melhor independentemente – é o segredo para dar a cada uma delas uma orientação eficaz e concreta rumo a seus objetivos.

As muitas maneiras de incentivar, encorajar e animar

É natural elogiar um trabalho bem-feito, mas é igualmente importante reconhecer e cumprimentar a criança por seus pequenos avanços. Talvez seja demais querer que Samantha, com seus três anos, seja amável com seu irmãozinho menor o tempo todo. Entretanto, quando ela tem o impulso repentino de acariciar a mão dele com carinho ou quando se ocupa em fazê-lo rir durante um percurso de carro, é fundamental reconhecer esses gestos dela.

– Olhe só como você fez ele ficar feliz! – observa a mãe, e Samantha também fica feliz e orgulhosa.

Uma outra forma de incentivo é contribuir para que atinjam objetivos, e há muitas maneiras de fazer isto. Às vezes, é melhor tomar a iniciativa de ajudá-los antes que percam o controle da situação; outras vezes, é melhor ficar de fora e deixá-los resolver sozinhos seus problemas. Mesmo nesses casos, porém, podemos marcar nossa presença com umas poucas palavras bondosas, um tapinha no ombro ou uma sugestão oportuna.

Se notamos que nossos filhos estão frustrados, podemos chamar a atenção para algum aspecto do projeto que eles realizaram ou salientar o grau de dificuldade do que estão tentando fazer, em vez de falar sobre o fato de ainda não terem obtido sucesso.

Nathan, de cinco anos, está construindo uma torre de blocos. Criou uma estrutura complexa mas frágil, destinada a cair logo. E quando isto acontece, ele desata a chorar e reclamar. Felizmente, o pai está ali por perto, pronto para uma palavra de estímulo.

– Vi que você construiu uma torre bem alta desta vez. Quase da sua altura – diz ele. – Quer ajuda para começar a fazer outra?

Enquanto montam juntos a nova torre, o pai ensina ao filho algumas técnicas que ele pode usar para tornar a estrutura mais resistente. Nathan tem a satisfação de saber que sua tentativa anterior foi notada e apreciada e agora ele está aprendendo novas habilidades que vão ajudá-lo a fazer torres melhores no futuro.

Incentivar nossas crianças envolve mais do que apenas elogiá-las. Suzy tem quatorze anos e está fazendo um trabalho para a aula de História.

– Nossa, você pesquisou um bocado, juntou bastante material sobre o assunto! – observa o pai de Suzy.

– É verdade. Nunca vou dar conta de ler tudo isso – lamenta a menina.

– De tudo o que pesquisou, o que acha que vai usar mais? – pergunta o pai. – Por que não se concentra nesse material primeiro e, se tiver tempo, volta e usa o resto?

– Estes três livros aqui são os melhores – diz ela, animada e um tanto aliviada. – Vou pôr o resto de lado por enquanto.

A colaboração do pai foi fundamental. Por ter notado que o projeto corria o risco de não terminar bem e por ter dedicado um tempo para encontrar uma solução com Suzy, ele fez com que a filha acabasse o trabalho a tempo. Esse tipo de ajuda é muito mais significativo do que dizer mecanicamente:

– Muito bem, que beleza de trabalho.

As armadilhas em que caímos

Nem sempre é fácil incentivar nossos filhos. Quando são pequenos, leva mais tempo deixá-los fazer as coisas sozinhos do que levaria se as fizéssemos para eles. Quando crescem, talvez não seja mais uma questão de tempo e sim de esforço – às vezes, cansamos de lutar para que cuidem de seus afazeres sozinhos. No entanto, não importa que idade tenham, não podemos cair na armadilha de assumir as atribuições deles. É imprescindível que aprendam a ser responsáveis e a participar das tarefas da vida diária de acordo com sua idade e suas habilidades. E é nosso dever estimulá-los a fazer isto.

Barry, de quatro anos, está aprendendo a amarrar os próprios sapatos. Com seus dedos gorduchos, ele se atrapalha todo para dar o laço nos cadarços. A mãe assiste à cena com impaciência crescente. Estão atrasados, e ela pensa que deveria ter comprado tênis com velcro.

– Deixe eu ajudar – diz. Afasta as mãos dele e rapidamente amarra os sapatos. Os dedos dela se movem tão depressa que Barry não consegue ver como fez. Assim puxa os cordões e desmancha as laçadas que a mãe deu para começar tudo de novo. Agora, estão ainda mais atrasados, ambos frustrados e irritados um com o outro e não resolveram a questão dos sapatos.

Os pais devem tentar organizar seus horários de tal modo que as crianças tenham o tempo necessário para desenvolver suas habilidades – como aprender a se vestir, escovar os dentes, arrumar o quarto – com o menor grau de tensão e pressa possível. Levando-se em conta a vida estressante que muitos de nós levamos, fazer todos se levantarem meia hora ou até uma hora mais cedo pode parecer um preço alto demais a pagar. Para muitos pais, que vivem equilibrando as múltiplas exigências de casa e trabalho, talvez isso nem sempre seja viável. Cabe a cada um decidir, é claro. Entretanto, ao pesar a decisão, pense como essa questão é importante para seu filho. A criança precisa aprender a fazer as coisas sozinha e tem de ser capaz de fazê-lo de tal maneira que se sinta orgulhosa e confiante por sua proeza, não envergonhada e acabrunhada por não conseguir acompanhar o ritmo frenético do dia-a-dia.

Outra armadilha em que podemos cair é tentar proteger nossos filhos dos fracassos, decepções ou danos sem nos darmos conta de que assim os desencorajamos a tentar algo novo. Não queremos que nossos filhos se machuquem, mas há ocasiões em que temos de deixar que corram riscos.

Eddie decidiu candidatar-se a representante de sua turma. Certa noite, depois que o menino foi dormir, sua mãe e seu pai conversam sobre a eleição.

– Ele vai ficar arrasado se não ganhar – a mãe se preocupa.

– Eu nunca deveria tê-lo animado a entrar nisso – disse, preocupada.

– Que nada, ele vai ficar bem. É uma boa experiência para ele – afirma o pai.

– Mesmo se perder? – pergunta a mãe.

– Principalmente se perder – responde o pai.

Ele tem razão. Qualquer que seja o resultado da eleição, Eddie aprenderá e se fortalecerá com a experiência. Se vencer, obviamente ganhará autoconfiança. Se perder, ao menos terá a satisfação de saber que fez o máximo para atingir um objetivo importante para ele. A mãe precisa deixar de lado seu papel de protetora e assumir o de incentivadora do crescimento de seu filho, mesmo que as conseqüências possam ser penosas para ambos.

Outra cilada para os pais pode estar encerrada na frase "pelo menos experimente". Quando estimulamos nossos filhos a "pelo menos experimentar" algo novo – um legume detestado, uma tarefa desagradável –, podemos estar transmitindo a eles a mensagem de que basta uma rápida tentativa e nada mais para se livrarem daquela dificuldade. Para a criança que busca uma saída fácil, talvez "pelo menos experimentar" seja uma boa desculpa para não terminar o que tem de ser feito.

Quando nossos filhos se vêem diante de um desafio, nosso incentivo deve se concentrar no potencial deles, e não no mínimo que esperamos deles. Ao estimular a criança a "fazer o melhor que pode", você informa a ela o que deseja que faça sem a pressionar, demonstrando confiança na capacidade dela e preparando o terreno para que seja bem-sucedida. Criar um clima de expectativa positiva é muito proveitoso. Além disso, é uma aposta segura, pois com a prática, o aprendizado e a maturidade a maioria das crianças faz progressos em qualquer atividade.

Finalmente é preciso ter cuidado para não insistir que nossos filhos atinjam os objetivos que *nós* não conseguimos atingir. A mãe de Tiffany convenceu a escola a pôr sua filha em uma turma mais avançada de matemática. A menina está lutando para acompanhar as aulas, mas sua mãe mostra-se inabalável em sua decisão.

– Você vai precisar dessas aulas para entrar em certas universidades de elite – alega. – Só vai conseguir se estudar muito.

Tiffany está infeliz e não faz a menor questão de ir para universidades de elite. Se a mãe deixasse a filha falar sobre as dificuldades que está enfrentando e se desse ao trabalho de lhe explicar como e por que ir para uma dessas universidades pode ser vantajoso para seu futuro, talvez fosse capaz – ou não – de convencer a menina de que seu esforço adicional vale a pena. No entanto, ao presumir que os objetivos da filha são os mesmos que os seus e ao minimizar as dificuldades de Tiffany para acompanhar a turma, ela está pressionando demais a filha. Acredita que está incentivando a menina, mas na realidade está ignorando suas necessidades e tentando viver por ela.

É essencial avaliarmos e respeitarmos a visão que nossos filhos têm de sua próprias vidas. Eles não enxergam o mundo necessariamente igual a nós, nem deveriam. Cada criança tem um espírito único, com seus talentos próprios e especiais a oferecer. Se as encorajarmos a se tornarem as pessoas que querem ser, teremos o grande privilégio de vislumbrar o mundo através de seus olhos. Quando permitimos que nos concedam a dádiva de si mesmos, elas crescem em autoconfiança e nosso mundo fica mais rico e mais pleno.

Os sonhos de nossos filhos

As crianças possuem a faculdade de sonhar grande. Para elas, tudo é possível. Ao mesmo tempo que faz parte do processo de crescimento aprender que a transformação dos sonhos em realidade dá um trabalho enorme, não queremos que nossos filhos se tornem céticos. As crianças não conhecem limites e geralmente não têm medo algum. Estas são características que queremos ajudá-las a manter à medida que as orientamos para uma avaliação realista da combinação de suas habilidades e desejos, de sua capacidade e seus sonhos.

Alguns desses sonhos podem parecer modestos para nós:

– Vou ajudar a enfeitar a árvore de Natal este ano e vou colocar a estrela lá no alto – anuncia Sasha, de apenas três anos.

Ela está ficando uma mocinha e quer participar mais deste importante ritual familiar. Sabemos que não alcança o alto da árvore sozinha, mas também sabemos que, se o pai a levantar, ela conseguirá.

– Grande idéia, Sasha! – diz a mãe.

Ela se concentra na aspiração da menina, e não no fato de que ela precisará de ajuda. A partir dessa experiência, Sasha aprende que seus pais dão valor a seus sonhos e estarão presentes para ajudar a realizá-los.

Outros sonhos são muito mais ambiciosos. Sabemos que nem todos os sonhos de nossos filhos são realistas, então como decidir quais incentivar ou não?

Travis queria ser cantor, mas não possuía experiência musical nem conseguia entoar bem uma canção. Apesar disso, seu pai levou a sério seus planos de uma carreira musical, nunca mencionando suas deficiências óbvias. Incentivou o sonho de Travis porque acreditava no filho e na importância de se fazer o que se gosta.

Depois da formatura, o rapaz mudou-se para Los Angeles, escreveu letras de rap e ligou-se a um grupo musical. Com o tempo, gravaram um CD. Hoje, embora tenha conseguido seguir a carreira que escolheu, Travis é um artista sem muito trabalho, uma situação nada fácil de se manter. Talvez ele resolva abandonar a música e mudar inteiramente de profissão. Mesmo que o faça, porém, o principal é que teve um sonho e seu pai incentivou-o a levá-lo adiante. Pelo resto de sua vida, seja qual for a sua atividade, vai saber que fez o possível para realizar seus desejos e poderá viver sem arrependimentos, sem ansiar pela experiência nem perder tempo imaginando como ela poderia ter sido.

Incentivando a criança por inteiro

Fazer de nossos filhos pessoas autoconfiantes não significa apenas encorajar certos tipos de comportamento. Devemos ponderar quais são as qualidades interiores que eles também estão desenvolvendo. Quando vemos nosso filho manifestando uma qualidade que admiramos – seja generosidade, bondade, sensibilidade, determinação ou qualquer outra –, temos de fazer com que saiba que a notamos e apreciamos.

Nossos comentários vão contribuir para dar forma à auto-imagem que as crianças carregam com elas para a escola, para a comunidade e, por fim, para o local de trabalho. Quando proporcionamos um ambiente de apoio, um lugar seguro e fértil onde aprender, estamos lhes dando também uma oportunidade de serem pessoas melhores.

Encorajamos nossos filhos quando os apoiamos naquilo que desejam realizar em suas vidas. Podemos apresentar sugestões ou guiá-los ao longo do percurso, mas sempre respeitando sua autonomia e aceitando o seu direito de fazer as próprias escolhas. Nosso papel é estar ao lado deles nos fracassos e sucessos, confiando que ganharão com suas experiências, sejam quais forem os resultados.

Precisamos acreditar nos sonhos de nossos filhos mesmo quando não os compreendermos inteiramente. E temos de acreditar em nossos filhos, principalmente quando deixam de ter fé em si mesmos. Nosso sincero estímulo – para seus sonhos, seus pontos fortes e suas qualidades interiores – fará deles adultos que enfrentarão o mundo com segurança.

9
Se as crianças vivenciam a tolerância, aprendem a ser pacientes

PACIÊNCIA REQUER TOLERÂNCIA. Por tolerância, entende-se aceitar de fato o que está acontecendo, não apenas "agüentar". Quando aceitamos o que não podemos mudar e decidimos tirar o melhor proveito possível de uma situação em vez de ranger os dentes e reclamar, em geral nos espantamos com os resultados. Uma atitude positiva não só torna mais suportável lidar com as situações difíceis como na realidade tem o poder de modificar seu desenlace.

Poucos dias antes de começar a sétima série, Keisha quebrou a perna. Quando todas as outras crianças se reencontraram depois das férias de verão, ela permaneceu estirada no sofá com a perna engessada.

Keisha podia escolher a maneira como lidaria com as circunstâncias. Tinha todo o direito de ficar aborrecida, solitária e impaciente. Por outro lado, podia aceitar o que acontecera e reagir criativamente à situação. Com o auxílio de sua mãe, resolveu dar uma festa para reunir assinaturas no gesso de sua perna. Algumas das amigas mais próximas foram visitá-la depois da escola para comer bolo de chocolate, tomar refrescos e contar as novidades. Ao assumir uma situação desagradável sem deixar que tomasse conta dela, a menina pôde transformá-la em uma ocasião memorável para ela e suas amigas.

As muitas formas de esperar

Esperar pacientemente não é fácil, nem para os adultos. Desenvolvemos a virtude da paciência, ou no mínimo aprendemos a esconder nossa impaciência, porque sabemos que é socialmente inaceitável agir de outro modo. Para as crianças pequenas, esperar é muito difícil. Elas ainda não ligam para o que os outros pensam, e assim demonstram sua impaciência sem o menor embaraço. Além do mais, sua compreensão limitada do tempo não permite que calculem quanto terão de esperar por alguma coisa. "Falta muito?", "Vamos embora!", "Já estamos chegando?", "Quando é que vai estar na hora?" – essas perguntas revelam como é complicado para as crianças não apenas esperar como entender todo o processo da passagem do tempo.

A vida cotidiana proporciona inúmeras oportunidades para ensinarmos aos nossos filhos como esperar com paciência. "Estou com fome!", exclama a criança. Enquanto preparamos sua comida, podemos explicar a ela que a massa precisa assar, que os legumes têm de ser cortados e que a laranja precisa ser descascada antes de se comer. Quando as crianças manifestam sua impaciência, nós as escutamos e deixamos que percebam que compreendemos como é aborrecido esperar, mas explicamos que algumas coisas levam tempo e temos de aprender a ser pacientes enquanto as providências necessárias estão sendo tomadas.

As filas dos supermercados ou as longas viagens de carro são situações exasperantes para as crianças. São ocasiões, porém, que proporcionam preciosas lições de saber esperar. Podemos mostrar a nossos filhos maneiras de fazer o tempo passar de modo agradável: a fila pode ser uma oportunidade de conversar sobre a escola ou uma atividade recente sobre a qual ainda não se teve tempo de falar. Viagens de carro tornam-se muito mais gostosas quando levamos jogos ou inventamos brincadeiras para distraí-los durante o percurso. Todas as crianças pequenas conseguem fazer o tempo passar mais alegremente quando têm algo interessante com que se ocupar: por exemplo, contar todos os caminhões, carros vermelhos ou casas brancas que virem.

Não é apenas a espera aborrecida que é difícil para as crianças. Esperar pelas coisas boas também é um sacrifício. As férias, por exemplo, são grandes acontecimentos pelos quais elas esperam ansiosamente – e demoram como nunca para chegar! Essa expectativa, porém, pode ser utilizada para lhes ensinarmos uma porção de coisas sobre a passagem do tempo e o significado de um dia, uma semana, um mês. Assim, o período de espera será aproveitado com gosto e lucro.

Estudar o calendário fará com que comecem a descobrir como o tempo é representado graficamente e dará a elas uma percepção rudimentar da extensão relativa das unidades de tempo. As crianças em idade pré-escolar gostarão muito de fazer o seu próprio calendário, usando adesivos para marcar os dias especiais que mais esperam. À medida que as datas se aproximarem, poderão se entreter com atividades que contribuam para o brilho do acontecimento, quando este afinal chegar – criar enfeites para o Natal, preparar guloseimas para as festas caipiras ou presentes para o aniversário de alguém muito querido.

Esperando com boa educação e serenidade

Se perdemos facilmente a cabeça com os pequenos transtornos e contratempos da vida de todos os dias, vai ser uma tarefa dura ensinar nossos filhos a serem pacientes. A maioria dos adultos é capaz de tolerar situações irritantes com alguma compostura. Embora nem sempre seja possível, esses desafios diários precisam ser enfrentados com serenidade e boas maneiras, como um bom exemplo para os pequenos.

A caminho de casa, Eric, de dez anos, e seu pai acabam presos em um engarrafamento. Os carros mal saem do lugar e, é claro, alguns motoristas mudam de pista, forçando a passagem para tentar avançar.

– Por que não corta por ali, papai? Aquela fila está andando mais depressa – Eric insiste com o pai.

– Não adianta muito mudar de pista – diz ele. – É assim que acontecem tantos acidentes. Ninguém vai chegar a lugar algum desse jeito, e o melhor a fazer é relaxar.

Ele está mostrando ao filho como aceitar uma situação aborrecida com serenidade. Faz mais do que apenas ficar calmo: também explica o processo de raciocínio que o ajuda a esperar com paciência quando não há nada que possa fazer para mudar a situação. Evidentemente, isto é muito melhor do que reclamar, demonstrar frustração ou gritar com os outros motoristas.

Existem certas ocasiões em nossas vidas em que custa mais ser paciente – quando estamos esperando o nascimento de um bebê, quando um membro da família está sendo operado ou aguardamos uma resposta sobre um novo emprego. São acontecimentos potencialmente modificadores que podem perturbar tanto os pais quanto as crianças. Mas também são parte normal da vida, e a maneira como reagimos a eles vai ensinar a nossos filhos como se portarem em situações estressantes.

Saber como se acalmar e se aquietar quando tudo à nossa volta parece um caos é uma dádiva que podemos transmitir a nossos filhos. Mesmo nos momentos de crise, é possível utilizar o tempo de espera para nos concentrarmos e reunirmos forças para enfrentar o que vier. Um breve e silencioso recolhimento pode ser praticado em quase todos os lugares. Feche os olhos se puder e respire fundo e devagar umas poucas vezes: uma para a vitalidade, uma para a energia, uma para o bem-estar e uma para a tranqüilidade. Este exercício simples é capaz de realizar maravilhas para recuperar as forças interiores quando elas são de fato necessárias e serve de apoio para o período de espera.

Quando estamos vivendo um momento de tensão, um outro truque que proporciona alívio é perguntar: "O que esta situação exige? O que posso acrescentar a ela? Como tornar a espera mais fácil?" Muitas vezes, isso permite que desviemos o foco de nossa atenção das preocupações para uma ação concreta que nos manterá ocupados e pode ajudar quem está junto de nós. Uma mulher que conheço resolveu lavar todas as vidraças de sua casa enquanto esperava o telefonema do médico que lhe daria o resultado de uma biópsia.

– A atividade tirou o problema da minha cabeça e, ainda por cima, ganhei janelas reluzentes que deixaram o sol entrar melhor, alegrando a casa inteira – contou ela.

De vez em quando, se permitimos, nossos filhos é que nos mostram o caminho. Uma jovem mãe lembrou que, certa ocasião, foi sua filha de cinco anos quem lhe acalmou:

– Eu estava morrendo de aflição por causa do bebê, que queimava de febre. Molly abraçou-me e disse: "Não se preocupe, mamãe, Johnny vai melhorar." Ela me fez manter o controle e não entrar em pânico, pois sabia que tinha de ser forte por causa dela e do bebê.

Aprendendo paciência com a mãe natureza

Uma das melhores maneiras de ensinar crianças pequenas a compreenderem a passagem do tempo é cuidando de plantas. Regar uma plantinha, ver cada broto aparecer faz a criança perceber de modo concreto as fases do tempo e o seu sentido. O surgimento de uma coisa viva no mundo torna-se um acontecimento excitante e mostra que crescer leva tempo e que a natureza não pode ser apressada.

A turma da primeira série de Tommy está cultivando tomateiros na escola. Toda semana, ele faz quase um relatório para sua mãe sobre a altura em que estão as plantas e de quem é a vez de molhá-las. Um dia, Tommy conta entusiasmado:

– As plantas estão tão grandes que tivemos de pôr estacas para elas não caírem!

– Quando acha que vão dar tomates? – pergunta ela.

Tommy fica desconcertado com a pergunta, já que até então seu interesse tem sido ver as plantas crescerem.

– Quando estiverem prontas, acho – ele responde.

Quase instantaneamente, a mãe se dá conta de que deixou passar a parte mais importante da lição. Tommy está animado com o amadurecimento gradual das plantas e vem observando pequenas mudanças ocorridas durante o processo. Sabe que os tomates nascerão na hora certa, mas não é este o seu objetivo. Está apreciando o ciclo de vida da planta.

– Acho maravilhoso você estar aprendendo tudo sobre a maneira como as plantas crescem – ela emenda. – Não é incrível vê-las mudarem de um dia para outro?

Tommy olha para a mãe e sorri, agora contente ao ver que ela, afinal de contas, compreendeu.

Valorizando as nossas diferenças

Utilizamos freqüentemente a palavra tolerância no contexto das discussões das diferenças raciais, religiosas ou culturais. Nossa tolerância, ou intolerância, em relação à diversidade humana revela-se no modo como tratamos pessoas que são diferentes de nós: isso se reflete tanto na maneira como interagimos diretamente com elas, quanto no que dizemos sobre elas quando não estão presentes. As crianças percebem até as mais sutis insinuações e, apesar de nem sempre compreenderem o que nossas palavras implicam, adotam nossas atitudes e imitam nosso comportamento.

O novo professor da quinta série é negro, e a mãe de Michael parece ter mais perguntas a fazer ao filho do que de costume.

– O que acha do novo professor? – pergunta ela. – Que livros ele recomendou? Ele trata melhor alguns alunos do que outros?

Michael não entende por que sua mãe faz perguntas com tanta insistência, mas tenta descrever o professor o melhor que pode.

– Ele deixa a gente enfeitar o quadro de avisos do jeito que quisermos e vai conosco para o pátio na hora do recreio – explica o garoto.

Isso não parece deixar sua mãe satisfeita. Ela prossegue:

– Você acha que ele é um bom professor? Será que vale a pena tentar mudar você para outra turma?

Agora, o menino fica confuso. A princípio, ele gostava do novo professor, mas já não tem tanta certeza. No dia seguinte, entra em classe com uma atitude ligeiramente diferente. Talvez o professor dê preferência mesmo a certos alunos da turma. Com certeza, Michael não está entre eles. Vai ter de pensar melhor no assunto.

Caso perguntássemos à mãe de Michael se ela se considera uma pessoa tolerante a outras raças, ela provavelmente responderia: "É claro que sim." Contudo, está transmitindo uma outra mensagem a seu filho.

Nossas crianças estão crescendo em um mundo em que conviver com nossos vizinhos globais e partilhar o mesmo ambiente, a mesma atividade comercial e o mesmo destino planetário serão fatos inevitáveis. Nossos filhos têm de se sentir à vontade com pessoas de diferentes cores, culturas, capacidades e crenças. Ao oferecer um modelo de aceitação e tolerância, nós lhes ensinamos não apenas a respeitar como também a dar valor e até apreciar as diferenças entre as pessoas, em vez de desconfiar delas.

Harmonia familiar

A família proporciona à criança sua primeira experiência de viver e trabalhar com outras pessoas em uma comunidade. Mesmo dentro da família, existem inúmeras diferenças individuais. O que agrada a uma pessoa pode incomodar outra. Desenvolver o respeito mútuo e aprender a aceitar, até mesmo a apreciar, as nossas diferenças leva um bocado de tempo e requer muita paciência. Ao aceitar essas diferenças, porém, e aprender a funcionar como um grupo, descobrimos o lado prazeroso de fazer parte de uma família.

O nível de paciência necessário para ser um bom pai ou uma boa mãe é extraordinário. É natural as crianças desafiarem constantemente seus pais. E estes, sobrecarregados com outras responsabilidades, muitas vezes estafados, precisam fazer um grande esforço para não reagirem mal. É por isso que se diz, com razão, que educar filhos é o trabalho mais difícil que existe!

Mas é também um dos mais gratificantes. Quando não perdemos de vista a "recompensa" – saber que nada é mais importante em nossas vidas do que amar nossos filhos e ajudá-los a crescer para serem adultos felizes, seguros, bondosos e responsáveis –, a tarefa se torna bem mais leve. Vez por outra, perderemos a cabeça. Mas vamos achá-la de novo.

É possível que, em certas ocasiões, peçamos desculpas várias vezes a nossos filhos por perder a paciência com eles. Felizmente, eles têm grande capacidade de perdoar. Talvez não tenham muita paciência para esperar sua vez ou chegar em algum lugar mais distante, mas é impressionante a tolerância que demonstram por pais cujo coração está no lugar certo e que tentam fazer o melhor que podem.

Queremos que nossos filhos desenvolvam a virtude de aceitar com calma e lidar bem com toda e qualquer contrariedade que encontrem na vida. Buscando manter a serenidade interior de que necessitamos para ser pacientes com nossos filhos, criaremos um ambiente em que as lutas diárias podem ser desafiantes, mas nunca esmagadoras. Um ambiente desses – onde a tolerância permite que cada um de nós desfrute a presença dos outros de mil pequenas, mas significativas maneiras, mesmo em meio ao torvelinho do cotidiano – dará às nossas crianças um exemplo a seguir e uma força a que poderão recorrer pelo resto de suas vidas.

10
Se as crianças vivenciam os elogios, aprendem a apreciar

PENSE NO ELOGIO COMO UMA FORMA DE EXPRESSAR seu amor. Suas palavras animam seus filhos e fazem com que se sintam apreciados e valorizados. O elogio nutre as jovens personalidades em formação e contribui para que aprendam a avaliar quem são e em quem estão se transformando.

Elogiar as tentativas das crianças, tanto quanto as suas realizações, é uma de nossas mais importantes atribuições como pais. Devemos elogiar à vontade e com generosidade, porque nunca é demais quando se trata de crianças. Ao reconhecermos e chamarmos atenção para o valor inato delas, ajudamos a abastecer um depósito de confiança a que poderão recorrer quando não estivermos por perto ou em tempos difíceis. Não é exagero afirmar que os elogios e o incentivo que dispensamos agora a nossos filhos valerão por toda a vida deles.

Os nossos elogios também lhes fornecem um modelo de como observar e expressar sua opinião sobre os outros e sobre o mundo à sua volta. Será mais um recurso para estabelecerem relacionamentos saudáveis e serem pessoas que apreciam a vida, que encaram com uma atitude positiva as situações e as pessoas que encontram. O elogio prepara-as para serem pessoas mais agradáveis de se ter por perto.

MERECENDO OS ELOGIOS

O elogio faz as crianças descobrirem o verdadeiro significado do apreço e toca sua noção de valor e dignidade natos. Toda criança merece se sentir assim, e cabe a nós, como pais, colaborar para isso.

O elogio nem sempre precisa ser merecido, nem as crianças precisam provar nada para serem apreciadas. Uma de nossas funções de pais é prestar uma atenção cuidadosa às nuances sutis das personalidades únicas de nossos filhos e elogiar as qualidades que desejamos que se desenvolvam à medida que eles amadurecem.

Em um piquenique familiar, alguns pré-adolescentes estão jogando frescobol e fazem a bola voar para lá e para cá, atiram-se loucamente para os lados tentando acertar, divertindo-se um bocado. Ryan, um dos garotos de cerca de doze anos que estão jogando, dá sua raquete para a irmãzinha de seis anos e depois a empoleira em seus ombros para que ela também possa jogar. A menina fica entusiasmada por fazer parte do grupo dos "grandes" e até chega a acertar a bola de vez em quando.

Quando as crianças interrompem o jogo para tomar um refrigerante, a mãe de Ryan diz a ele em voz baixa:

– Você é mesmo um doce de irmão deixando sua irmã jogar com vocês.

Ryan encolhe os ombros e sai correndo com os outros, mas há um sorriso tímido em seu rosto que ele não consegue disfarçar. Sabe que a mãe apreciou seu comportamento com a irmã. Isso faz com que se sinta satisfeito com sua própria pessoa de um modo fundamental, deixando-o com a sensação de que sua gentileza é reconhecida e valorizada.

Mesmo em seus piores dias haverá sempre algo de positivo em nossos filhos para percebermos e elogiarmos, principalmente se lembrarmos de sempre conceder a eles o benefício da dúvida.

Frederick, de quatro anos, e seu irmãozinho Joseph, que ainda não completou dois, estão brincando em seu quarto. De repente, a brincadeira pacífica é interrompida por gritos e choradeira. A mãe aparece à porta e pergunta:

– O que houve aqui?

– Joey pegou meu caminhão! – exclama Freddy, chorando. Ele

segura um caminhão-reboque de metal nas mãos erguidas acima da cabeça, o mais alto que pode, enquanto o pequeno Joey pula tentando alcançá-lo.

Dessa vez, a mãe decide não perguntar quem estava com o brinquedo primeiro e quem tirou o brinquedo do outro. E faz a seguinte observação:

– Você não quer que Joey brinque com seu caminhão.

– Não, ele é muito pequeno – afirma Freddy. – E pode se machucar – acrescenta, com mais brandura.

A mãe vê que Freddy encontrou um bom argumento. O caminhão-reboque é de metal e foi realmente feito para crianças maiores.

– Acho muito bom você se preocupar com seu irmãozinho – ela diz. – Não tem outro brinquedo com que ele goste de brincar e que talvez seja melhor para ele?

Freddy olha o quarto à sua volta e vê um grande caminhão de madeira. Entrega o caminhão-reboque para a mãe, que discretamente o tira da vista do pequeno.

– Acho que ele vai gostar deste aqui – diz ele, entregando o caminhão de madeira para o irmão.

Joey sorri, começa a brincar com o caminhão de madeira e Freddy volta à atividade anterior, aliviado que seu caminhão-reboque foi tirado de circulação e orgulhoso – embora um tanto embaraçado – do papel de irmão mais velho protetor que acabou de assumir.

A desculpa da preocupação de Freddy com a segurança de seu irmãozinho pode ter sido ou não o motivo verdadeiro de não o deixar brincar com o caminhão-reboque. Mas não importa muito: o fato é que ele passou pela experiência positiva de ser visto como um bom irmão mais velho, que sabe resolver um problema e foi capaz de ajudar a acabar com uma situação desagradável. Sua mãe mostrou acreditar que ele estava fazendo o melhor, e isto também é importante para Freddy. Esse tipo de atitude, em que nossos filhos vêem que acreditamos neles e esperamos o melhor deles, cria um ambiente em que não só eles alcançam as próprias expectativas sobre si mesmos como muitas vezes até as superam.

Ensinando valores morais através do elogio

Quando elogiamos nossos filhos por algumas coisas mais do que por outras, estamos ensinando a eles o que é importante para nós. Infelizmente, em nossa sociedade de consumo, as crianças são o tempo todo bombardeadas com a mensagem de que mérito e valor próprios são determinados pela quantidade e tipo de bens materiais que se possui. Há que se encontrar meios de contrabalançar os valores consumistas a que nossos filhos são expostos com os nossos valores pessoais, menos materialistas. Para começar, fazendo-os saber que os amamos acima de tudo por serem exatamente como são.

Podemos também trabalhar combatendo ativamente as mensagens, às vezes sutis, às vezes flagrantes, que eles ouvem todos os dias. Desde a mais tenra idade, podemos ajudá-los a perceber que estão rodeados por propaganda e outras mensagens culturais destinadas a convencê-los de que precisam de determinadas coisas que, na verdade, não são necessárias. E explicar a eles que, embora essas mensagens dêem a entender que os bens materiais trazem felicidade, amizade e amor, isso na realidade não ocorre. Ensinar-lhes a desenvolver um saudável ceticismo com relação à propaganda e a fazer a distinção entre "querer" e "precisar" fará deles consumidores mais sensatos e pessoas mais equilibradas e satisfeitas.

Quando mostramos a nossos filhos que os apreciamos pelo que são e não pelo que têm, estamos ensinando-os também a fazer julgamentos bem fundados sobre as pessoas que encontrarem na vida. Quando um menino novo, Timothy, entrou para a turma de quinta série de Jake, impressionou muito os outros garotos. Timothy vivera no exterior com a família, falava várias línguas e era muito bom em esportes. Em breve se soube que morava em uma casa enorme e tinha todos os video games novos, uma televisão com uma tela gigantesca e uma mesa de sinuca. Todos os meninos queriam ir brincar na casa dele.

No entanto, quando Jake foi convidado, descobriu que Timothy era dominador, de gênio difícil e às vezes mesquinho. O pai de Jake foi buscá-lo na casa de Timothy e, no carro, o menino ficou calado.

– O que fizeram a tarde inteira? Vocês se divertiram muito? – o pai perguntou.

Jake começou a contar o que haviam feito e então desatou a reclamar do jeito de Timothy, que queria sempre mandar, tinha sempre de ganhar e não jogava limpo.

O pai de Jake escutou com atenção sem dizer nada a princípio. Assim que surgiu uma pausa, ele perguntou:

– Então, de modo geral, o que achou da maneira como Timothy se comportou?

– Não gostei nem um pouco – declarou Jake, enfático.

– Humm. E de que você não gostou? – seu pai perguntou.

– Ele pode ter uma casa cheia de coisas legais, mas mesmo assim não quero mais brincar com ele! – explodiu Jake.

– Estou contente por você saber, filho, que são as pessoas que importam e não as muitas coisas bonitas que elas têm – o pai disse, apoiando assim a decisão do menino de avaliar a pessoa e não suas propriedades.

Simples conversas como essa, aproveitando momentos ocasionais de nossos dias sempre tão ocupados, oferecem oportunidades de reafirmar os valores positivos que nossos filhos estão desenvolvendo e esclarecer nossos próprios valores para eles.

A importância da sinceridade

É importante elogiarmos nossos filhos, mas é ainda mais importante que o elogio seja sincero. A maneira como os pais se comportam ao assistir competições esportivas geralmente diz muito sobre as qualidades que eles prezam. Para alguns, fica muito claro que vencer é tudo.

Robby tem nove anos e entrou para o time dente-de-leite de um clube de futebol. Não é um jogador excepcional, mas gosta de jogar e está adquirindo qualidades físicas e sociais proveitosas através da prática do esporte. Costuma se esforçar bastante e se sair razoavelmente bem. Entretanto, certo dia, durante um jogo, Robby parece estar com a cabeça em outro lugar. A mãe dele está na arquibancada, gritando freneticamente para o time do filho ganhar. Ela torce ainda com mais fervor sempre que Robby pega na bola ou participa de alguma jogada. Quanto mais ela grita, mais ele se atrapalha e erra.

Depois da partida, que o time dele perde, a mãe diz:

– Não tem problema, você tentou.

No entanto, depois de ver a maneira como ela se comportou durante todo o jogo e por causa de seu tom de voz, Robby sabe que não é exatamente isso o que ela está pensando.

Sempre haverá ocasiões em que nos decepcionaremos com nossos filhos e não adianta nada tentar esconder nossos sentimentos. O que conta, porém, é o que a criança pensa a respeito do esforço que fez. Quando as coisas não vão bem, e as crianças sabem disso, temos de procurar superar nossa decepção. Robby precisava de um abraço apertado da mãe, e a garantia de que ela estaria ao seu lado, não importa quem vencesse.

O jogo é sobretudo um meio de desenvolver o espírito esportivo da criança, de praticar o trabalho em equipe, esforçando-se ao máximo por um objetivo, e, ao mesmo tempo, constitui uma grande diversão. Afinal de contas, não são nossas aspirações para nossos filhos que vão determinar suas vidas, mas, acima de tudo, seus próprios objetivos e sonhos.

Quanto maior a sintonia entre nossos sentimentos e ações, melhor o exemplo que podemos dar aos nossos filhos. Esta é, no entanto, uma questão complicada. Por um lado, queremos que eles digam o que pensam e pensem o que digam, pelo menos na maior parte do tempo. Por outro, queremos que desenvolvam uma noção de quando é necessário usar de total franqueza e quando é melhor não dizer certas coisas.

Não queremos que sejam hipócritas nem fingidos, mas que demonstrem sensibilidade e consideração pelos sentimentos dos outros. É essencial que aprendam a ter boas maneiras e pratiquem as formalidades essenciais do "por favor" e do "obrigado", mas queremos mais do que apenas ensiná-los a dizer as palavras certas. Queremos que apreciem a solicitude e a generosidade dos outros. Não é uma tarefa das mais fáceis, mas a melhor forma de levá-la adiante é oferecendo às crianças um modelo de comportamento que consiga equilibrar bondade e franqueza, honestidade e diplomacia, mostrando-lhes com nossas próprias atitudes como administrar esses delicados, mas indispensáveis aspectos da interação social.

Ensinando as crianças a apreciarem a si mesmas

Existe uma diferença entre ser apreciado pelos outros e por si mesmo, embora as duas coisas sejam essenciais. Desejamos que nossos filhos se tornem emocionalmente maduros e aprendam como dar apoio e estímulo a si mesmos à medida que se tornam mais independentes. Se souberem apreciar a si próprios, terão sempre disponível uma fonte de alimento emocional. É claro, este aprendizado começa quando ainda são bem pequenos.

A mãe foi buscar a filha de quatro anos na escolinha maternal e parou para falar com a professora. A menina mostra à mãe o quebra-cabeça que montou.

Admirando o trabalho dela, a mãe diz:

– Que beleza de trabalho! Que filha esperta eu tenho!

A professora acrescenta, com gentileza:

– Você não está orgulhosa por ter feito um trabalho assim?

A menina fica radiante. Agora, recebeu elogios dos outros e incentivo para também apreciar a si mesma.

Os limites do elogio

O elogio não deve ser usado como substituto do amor ou da atenção. Quando nossos filhos procuram e pedem elogios constantemente – "Olhe para mim, está vendo como eu sei fazer isto?" –, o que estão de fato dizendo é: "Por favor, repare em mim e diga se me aprova." Se a criança exige com freqüência esse tipo de atenção, talvez esteja querendo ter certeza de que é amada e protegida, uma necessidade mais básica do que a de ser apreciada por suas realizações. Se for este o caso, nem uma enxurrada de elogios vai satisfazer a carência.

Joshua, de quatro anos, está desenhando em um bloco de papel no chão, enquanto sua mãe toma uma xícara de café na mesa da cozinha.

– Está vendo o que estou fazendo? – Joshua pergunta à mãe, mostrando a ela o rabisco que é o início de seu desenho.

Mamãe olha para o papel e diz:

– Você começou bem. O que vem agora?

Joshua ignora a pergunta dela, pega o bloco e os lápis e aproxima-se da mãe.

– Posso sentar em seu colo? – pede ele.

A mãe afasta sua xícara de café e abre espaço para Joshua subir. Sabe que o filho precisa mais de colo naquele momento do que de incentivo artístico. E o melhor de tudo é que ele também sabe e não tem receio de pedir.

Algumas crianças precisam mais de atenção do que outras. Existe grande diferença individual quanto a isto: umas precisam de muito contato físico – mãos dadas, aconchego – enquanto outras já ficam satisfeitas em acenar alegremente para os pais à distância. Para as primeiras, só elogios e reconhecimento não bastam. Exigem atenção concentrada e as manifestações de afeto de seus pais para terem confiança de que são amadas.

Se ocorrem mudanças na família – divórcio, doença ou morte de um dos pais, mudança de casa ou perda do emprego de um dos pais –, a maioria das crianças vai requerer mais atenção e carinho. Nessas ocasiões é vital permanecer junto delas e conversar sobre o que está acontecendo. Compartilhando seus sentimentos e preocupações, damos a elas a dose extra de atenção de uma forma que reconforta, tranqüiliza e transmite segurança.

A arte de apreciar

Desejamos que nossos filhos aprendam não só a receber elogios como fazê-los. Quando crescem acostumados aos elogios, aprendem a aceitá-los com boas maneiras e gratidão, em vez de embaraço, negação ou exagero.

Ao apreciarmos e elogiarmos nossos filhos, nós os ensinamos a apreciar e celebrar o mundo que os cerca. Suas vidas e as lembranças da infância serão muito mais felizes se eles souberem dedicar uma parte de seu tempo para encontrar o que há de bom em cada dia.

11
Se as crianças vivenciam a aceitação, aprendem a amar

Usamos a palavra "amor" para definir a experiência humana mais dinâmica e vital que existe. O que chamamos de amor é maior do que qualquer coisa que se possa dizer a respeito. E muita gente concordaria que não há nada mais importante na vida do que amar e ser amado.

As crianças que são amadas com carinho e aceitas sem condições desenvolvem-se melhor. O amor é o solo no qual as crianças crescem, a luz do Sol que determina a direção para onde se voltam, a água que as alimenta.

Elas precisam de amor desde o momento em que nascem – ou melhor, antes mesmo de nascerem. Os recém-nascidos são totalmente dependentes de nosso calor, afeto e atenção. Nossos cuidados satisfazem sua sensação de serem queridos e fazerem parte de nossas vidas. Conforme crescem, as crianças continuam a esperar que demonstremos nosso amor por elas. Compreendem melhor esse amor através de nossas atitudes, de nossos gestos de cuidado e de carinho. Aceitá-las integralmente é a nascente de onde flui nosso amor.

Ao mesmo tempo que é imperativo para uma criança sentir-se querida, o amor é uma necessidade humana fundamental que nunca mais podemos dispensar: quando adultos, continuamos querendo ser amados. Ainda sentimos falta da ligação com outros seres humanos, da proximidade, do afeto e calor do contato físico. Todos queremos ser aceitos por ser quem somos e ter amigos com quem nos sentimos em casa.

Nossos filhos sabem que são amados quando os tratamos com bondade, quando nossas palavras carinhosas são acompanhadas por atitudes igualmente amorosas. Não basta dizer "amo você". Em meu trabalho com os pais, sempre falo dos três "as" do amor: aceitação, afeição e apreciação. Toda criança precisa viver em uma atmosfera em que se sinta confiante de que será sempre aceita e amada a despeito de suas deficiências. Quando é amada assim, consegue amadurecer sua capacidade de amar os outros.

A ACEITAÇÃO INCONDICIONAL ENSINA A AMAR

A origem da palavra aceitação está associada à noção de trazer para nós mesmos, ou seja, receber. Quando aceitamos, "trazemos para nós" sem parar. É assim que mostramos a nossos filhos que eles são queridos e amados. Transmitimos nosso amor através de sorrisos, abraços, beijos e carícias, através do calor de nossa afeição, todos os dias, durante os anos da infância e quando eles se tornam adultos.

Ao aceitar nossos filhos incondicionalmente, deixamos de lado qualquer tendência nossa de querer mudar a maneira de ser deles, quem eles são. Para isso, às vezes temos de abrir mão de alguns de nossos sonhos mais caros e antigos. A mãe cuja filha prefere ler a dançar balé e o pai cujo filho descobre que gosta mais de química do que de basquete têm de optar pelo que acham prioritário: viver seus sonhos através dos filhos ou oferecer a eles o apoio emocional e a aceitação de que precisam para encontrar e realizar seus próprios sonhos. Encarada dessa forma, talvez seja mais fácil fazer essa escolha, pois quando abrimos espaço para as esperanças das crianças se desenvolverem também tornamos nosso próprio mundo muito maior e muito mais rico.

É parte desse processo fazer os filhos saberem que as suas realizações ou o fato de concordarem com nossos pedidos não são pré-requisitos para que sejam amados. O amor deve ser sempre concedido livremente e não oferecido como uma recompensa por bom comportamento. Nunca se deve ameaçar deixar de amar ou estabelecer condições, dizendo: "Assim, não gosto mais de você" ou "Vou gostar muito de você quando...". Alguns pais receiam que seus filhos "nunca mais se esforcem para conseguir coisa alguma" caso os aceitem incondicionalmente. Entretanto, as crianças precisam se empenhar por objetivos e realizações, e não pelo direito fundamental de serem aceitas e amadas por seus pais.

Aceitar os filhos incondicionalmente, porém, não significa tolerar comportamentos irresponsáveis ou inconvenientes. Podemos aceitar nossos filhos e ao mesmo tempo rejeitar suas atitudes inaceitáveis, mantendo regras e limites.

Jason, de seis anos, deixou sua bicicleta na entrada da garagem – outra vez. O pai já lhe pediu inúmeras vezes que a deixe na varanda e explicou que tem medo de um dia passar com o carro por cima dela sem querer. Mas Jason sempre esquece. Finalmente, uma noite, o inevitável acontece, e o pai escuta o barulho de metal amassado.

Está zangado quando entra pela porta da frente, mas faz um esforço para controlar a irritação. Sem saber o que acabou de acontecer, Jason corre para receber o pai com um abraço. Ele se curva para abraçar o filho e o ergue do chão, segurando-o no colo.

– Quero mostrar uma coisa para você – diz, com um tom de voz sério. Leva o menino até a janela, de onde ele vê a bicicleta amassada.

– Ah, não! – exclama Jason quando percebe o que houve. Segura com mais força o pescoço do pai e esconde o rosto em seu ombro.

– Você deixou sua bicicleta no caminho. Era isso o que eu temia que acontecesse – diz, colocando o filho no chão. – Sabe que ela pode não ter mais conserto?

O menino balança a cabeça assentindo, choroso.

– Vamos dar uma espiada nela. Talvez a gente consiga consertá-la – o pai acrescenta.

A mensagem que está dando a Jason é: "Mesmo que eu nem sempre aprove o que você faz, ainda gosto de você e vou ajudá-lo e dar meu apoio." Em alguns momentos, não é fácil conter a irritação, principalmente quando estamos estressados com outros problemas, mas é um exercício importante, que pode fazer muita diferença na construção da auto-estima de nossos filhos.

Mostrando que gostamos deles

As crianças precisam ouvir que são amadas, mas sobretudo precisam ter certeza, com nossos abraços, beijos, carícias e aconchego, de que as palavras que falamos são verdadeiras. A necessidade de ser tocado é talvez uma das mais elementares, universais e poderosas da vida, tão indispensável ao recém-nascido quanto a seus avós. Pesquisas recentes confirmaram o que as pessoas há muito tempo sabiam intuitivamente: que há poder de cura no contato físico amoroso. Depois de qualquer primeiro socorro, o calor do toque amoroso envia mensagens de apoio à reação de cura de nosso corpo.

Nossos filhos têm direito ao conforto de nosso contato físico. Sentar-se rodeada pelos braços da mãe ou do pai pode acalmar uma criança que precisa de consolo, seja porque ralou os joelhos ou porque foi magoada. Às vezes, basta um abraço forte ou um carinho para tranqüilizar a criança e ajudá-la a se recuperar.

Não se pode exagerar, contudo, a importância da demonstração do afeto que sentimos por nossos filhos. Em um dos meus grupos de educação de pais, uma das mães confessou:

– Sentia-me culpada porque achava que não amava meu filho o suficiente. Mas talvez a questão seja eu achar que não expresso o meu amor por ele o suficiente.

Alguns pais têm de aprender a manifestar afeto por seus filhos. Uma outra mãe contou que passou a infância acostumada com sua família distante e reservada. Seus pais a amavam, mas não expressavam isso. Quando ela se tornou mãe, continuou mantendo esse padrão familiar. Gostava muito da filha, mas não era da sua natureza ser efusiva. No entanto, sendo sensível às necessidades da menina, então com dois anos, resolveu romper o ciclo e procurar mostrar o que sentia. Fez um esforço consciente para pôr a filha no colo com mais freqüência, aconchegá-la junto a si enquanto lia para ela e abraçá-la sempre que a colocava ou tirava do balanço. Encontrou inúmeras oportunidades de dar à filha o carinho que nunca recebera dos pais. Ao voltar às aulas de educação de pais algumas semanas depois dessa mudança de atitude, ela admitiu:

– Sabem, comecei fazendo isso por ela, mas agora percebo como é bom para mim também.

As manifestações físicas de afeto são vitais para todas as crianças. Elas anseiam pela certeza física que acompanha o "amo você". A repetição de nossos gestos de ternura e a constância de nossa atenção permitem que vivenciem plenamente nosso amor, e esses gestos e essa atenção não devem ser esquecidos.

Um exemplo de amor

A maneira como mãe e pai tratam um ao outro e mostram como gostam um do outro representa um modelo de grande influência para as noções infantis de aceitação e amor na vida familiar. As crianças são extremamente observadoras e apreendem seus conceitos sobre casamento vendo como seus pais se comportam. O exemplo que proporcionamos a nossos filhos em nossa interação diária muitas vezes torna-se um modelo para o tipo de relacionamento que eles terão quando se casarem. Na realidade, a maneira como convivemos com nosso cônjuge estabelece um padrão para a vida de nossos filhos, podendo se tornar um dos fatores de maior peso em seu futuro sucesso, realização pessoal e satisfação interior. Vai determinar o tipo de pessoa pela qual eles vão sentir atração e as formas de relacionamento que criarão para suas próprias famílias, sejam quais forem, positivas ou negativas.

Portanto, embora não exista fórmula mágica para um casamento feliz, temos de fazer o melhor possível para dar um exemplo de amor e carinho. Um relacionamento saudável e maduro supõe equilíbrio entre o dar e o receber. Supõe aceitar os pontos fracos e fortes de cada um, bem como a capacidade de manifestar ternura, empatia e compaixão. Os filhos vêem o quanto os casais se gostam e como alimentam esse afeto. Mas também percebem quando deixam de fazê-lo. Quando um respeita e apóia o outro, quando ambos se tratam com carinho e atenção, partilhando interesses e valores e aceitando as diferenças individuais, dão aos filhos um exemplo de como construir e manter um casamento feliz.

Um sólido alicerce

Crianças que estão certas de que são aceitas e amadas possuem a força interior indispensável para perseguir seus objetivos e criar laços com outras pessoas. E as crianças que são cercadas de carinho e que recebem a aceitação e o amor de que tanto precisam aprendem a gostar de si mesmas. Quando crescem sabendo que merecem ser amadas e esperando ser amadas, estão preparadas para dar e receber amor, bem como para manter relacionamentos afetivos. Seja o que for que fizerem mais na vida, certamente nada se igualará a isso.

12
Se as crianças vivenciam a aprovação, aprendem a gostar de si mesmas

As atitudes dos pais formam os filhos. A maneira como os aprovamos ou desaprovamos, as coisas que escolhemos para incentivar ensinam um bocado a eles sobre os nossos valores. Simultaneamente, podemos lhes comunicar dessa forma aquilo que nos agrada e que mais desejamos ver em seu caráter e personalidade em formação, assim como em seu comportamento.

Se estamos ocupados demais para prestar atenção ou não nos incomodamos em acompanhar seu desenvolvimento, perdemos a oportunidade de estimular as qualidades e atitudes que gostaríamos que tivessem. São as pequenas coisas que nossos filhos fazem que determinam o tipo de pessoa que eles serão: essas "pequenas coisas" são precisamente as que devemos aplaudir.

O pai chega do trabalho, e Stephen, de sete anos, abre a porta para ele. O menino leva o dedo aos lábios e sussurra com ar sério:

– Psiu... Mamãe está tirando um cochilinho.

– Obrigado por ser tão atencioso – o pai sussurra de volta, abraçando Stephen.

Não precisamos gastar muito tempo para criar a maior parte desses momentos. Uma simples frase ou gesto costuma bastar. A mãe está trabalhando em sua escrivaninha quando se dá conta de que a casa está quieta demais. Vai dar uma espiada no quarto de Rebecca e encontra a filha de cinco anos embalando a boneca no bercinho de brinquedo.

Rebecca levanta os olhos e sorri para a mãe, que lhe joga um beijo e faz um gesto de aprovação. Enquanto volta para sua mesa, pensa em como fica satisfeita por Rebecca ser uma "mãezinha" tão carinhosa para sua boneca. Também lhe agrada o fato de a menina estar aprendendo a brincar sozinha e gostando disso.

Esses são momentos que não queremos perder, mas na pressa e correria da vida diária nem sempre é fácil ficar atento a eles. Temos de nos lembrar constantemente de como são preciosos.

Ensinando valores, formando a auto-estima

Nossa aprovação é uma forma de apoiar a personalidade emergente da criança, ajudando-a a construir uma auto-imagem positiva. Quanto mais notamos e salientamos o que é correto em nossos filhos, mais reforçamos as qualidades que queremos que desenvolvam.

O pai diz:

– Você foi muito prestativo hoje enquanto a vovó estava aqui. Gostei de ver o jeito como você a ajudou a se levantar do sofá.

– É? – pergunta Brad, de oito anos, surpreso.

Não imaginava que o pai sequer tivesse notado. Na realidade, nem ele mesmo pensou muito a respeito. Ao destacar o gesto atencioso do filho, o pai mostrou que gentileza e consideração pelos outros são qualidades que ele preza. É assim que os valores familiares são ensinados e passados de uma geração para a seguinte.

Amanda, de sete anos, aprendeu uma nova técnica de confeccionar pulseiras com linha de bordar e fez uma para si. Todas as amigas adoraram a pulseira, e assim Amanda começou a fabricá-las para as amigas, selecionando as cores apropriadas para cada menina.

A iniciativa poderia ser elogiada de diferentes maneiras. A mãe de Amanda poderia destacar a habilidade artística de Amanda, dizendo: "Suas pulseiras são lindas. Você tem uma excelente noção de cores." Ou concentrar-se em seu potencial para o comércio:

"Essas pulseiras são sensacionais! Tenho certeza de que você poderia vendê-las muito bem na feira de artesanato." Dessa vez, resolveu salientar a generosidade de Amanda: "Que gentileza a sua fazer uma pulseira especial para cada uma de suas amigas!" Assim, a mãe fez mais do que apenas aprovar o passatempo de Amanda. Demonstrou que se sente orgulhosa de sua generosidade e atenção, preparando o terreno para Amanda reconhecer e valorizar as mesmas qualidades em si própria.

É claro que famílias diferentes têm valores diferentes e expressam sua aprovação de acordo com eles. Nossa capacidade para influenciar o que nossos filhos irão apreciar em si mesmos é uma forma eficiente de contribuirmos para o desenvolvimento de suas identidades e a formação de sua moralidade.

Aprendendo a viver com acordos estabelecidos

Toda casa funciona com base em um conjunto de vários acordos específicos e gerais que facilitam o ritmo da vida diária em família. Desde o protocolo do jantar ao grau de limpeza exigido nas áreas comuns e até os rituais da hora de dormir, pais e filhos seguem inúmeros pressupostos tácitos que tornam mais fácil a coexistência. Esses acordos são a cola que mantém as coisas unidas em uma família, ajudando pais e filhos a satisfazerem as expectativas uns dos outros.

Algumas regras familiares são inegociáveis, tais como as relacionadas à segurança – usar os cintos do carro, joelheiras e cotoveleiras para patinar, um agasalho quando está frio. Outras têm como objetivo promover a eficiência ou a ordem geral e costumam ser mais flexíveis – a louça suja deve ser lavada ou colocada dentro da lava-louças logo depois das refeições, os brinquedos devem ser guardados antes de sair, nada de televisão antes de acabar o dever de casa. Quanto mais as crianças forem incluídas no processo de criar e negociar esses acordos, mais probabilidade existe de que cooperem e aceitem melhor a desaprovação dos pais quando não o fizerem.

Ter regras domésticas dá às crianças uma reconfortante sensação de previsibilidade e fica mais fácil entenderem o que se espera delas. Sabem que, quando seguem as normas da casa, ganham a nossa aprovação, ainda que isso não seja dito. Mesmo quando os pais são divorciados e as crianças precisam aprender dois diferentes conjuntos de regras domésticas, ter diretrizes torna a vida mais simples para elas. É espantoso como compreendem bem a complicada dinâmica de negociar regras e com que ligeireza aprendem a traduzi-las em seus próprios termos. Quando Billy diz a um amigo: "Vou pedir à minha mãe. Se ela disser 'vamos ver', é porque vai deixar. Mas, se ela disser 'vamos perguntar a seu pai', pode esquecer", ele prova como assimilou bem a dinâmica implícita que prevalece em sua casa.

As crianças solicitam nossa aprovação para dezenas de atividades todos os dias. Algumas vezes, são meros pedidos de permissão em que já supõem a aprovação. Quando Artie grita da porta: "Mãe! Vou na vizinha ver o cachorrinho novo dela, tá?" e bate a porta antes de obter uma resposta, ele está seguindo a regra de avisar aonde vai, mesmo que seja apenas no apartamento ao lado.

Outras solicitações são mais complicadas. Em um sábado à tarde, Marianne, de onze anos, é convidada para ir ao cinema com uma amiga. Mas ela não limpou seu quarto a semana inteira, e é uma regra da casa que não há programas de lazer nos fins de semana a menos que os quartos tenham sido limpos. Marianne não tem tempo para fazer isso agora e gostaria muito de aceitar o convite.

Marianne negocia uma solução conciliatória. A mãe decide que a filha poderá ir ao cinema desta vez, mas terá de começar a limpar o quarto nos quinze minutos que lhe restam antes de sair e prometer terminar o trabalho quando chegar em casa. As duas também conversam sobre por que é uma boa idéia manter em dia as obrigações em vez de deixá-las sempre para a última hora. Marianne pôde ir ao cinema com a amiga, mas a situação fez com que percebesse que seu hábito de adiar as tarefas não é conveniente.

Se as crianças aprendem a negociar e seguir seus acordos quando são pequenas, terão mais facilidade para lidar com as situações complexas da adolescência. Quando seu filho adolescente diz: "Vou sair com o pessoal depois da escola, e por isso vou chegar mais tarde", você precisa saber – com muito jeito, sem que pareça um interrogatório policial – quem é o "pessoal", aonde eles vão, como vão chegar lá e o que quer dizer "tarde".

O melhor, se possível, é começar aprovando a abordagem de seu filho: "Ainda bem que você avisou, senão ficaríamos preocupados." Isso dá um tom positivo à conversa e faz ele ver que seu pedido de aprovação – sob forma de comunicado – demonstra consideração pelos pais. Também expressa a noção de que a relação entre pais e filho é colaborativa, com espaço para a crescente necessidade de independência do filho e a necessidade permanente dos pais de protegê-lo. Tudo isso permite que o jovem se veja sob uma nova luz ao esboçar seus planos. Sabe que os pais vão esperar que ele siga o combinado e, a menos que o relacionamento entre eles seja hostil, a maioria dos filhos vai tentar agradá-los, mesmo no decorrer dos difíceis anos da adolescência.

Aprender como respeitar acordos e viver dentro da estrutura familiar prepara as crianças para se adaptarem às comunidades mais amplas da escola e, no futuro, do ambiente de trabalho. Em última análise, prepara-as para assumir seu lugar na estrutura da sociedade. Por meio de sua experiência em casa, as crianças acabam compreendendo que as leis são basicamente acordos feitos pelas pessoas para ajudá-las a cumprir o que é necessário e proporcionar segurança e proteção a todos. Constatam que são os acordos que fazem o mundo andar – sejam eles realizados entre indivíduos ou entre nações.

Valores a que podem se agarrar

Quando falamos sobre aprovação e desaprovação, estamos nos referindo a fazer julgamentos de valor: certo/errado, melhor/pior. Mesmo quando não manifestamos de forma explícita nossos sentimentos, nossos filhos são especialistas em saber o que aprovamos ou não. O que não significa que seu comportamento vá sempre refletir esse conhecimento. Conforme amadurecem, eles desenvolvem seus próprios padrões e valores, que podem não ser todos iguais aos nossos. Embora isso seja decepcionante às vezes, devemos ficar contentes se nossos filhos forem adultos responsáveis que tomam decisões conscientemente e de boa-fé, concordemos ou não com todas elas.

Durante a adolescência, sobretudo, a pressão dos amigos e colegas da mesma idade exerce uma influência preponderante em suas vidas. Não podemos estar com nossos filhos o tempo todo e fazê-los agir da maneira certa. Por isso é tão importante que as mensagens sobre decisões éticas que transmitimos a eles enquanto estão crescendo sejam claras e fortes, sem serem tão rígidas que os levem à rebelião. Então, quando chegar a hora de fazerem suas opções, nossos filhos terão uma base sólida sobre que se apoiar e vão optar pelo que é correto.

Nesse aspecto, nosso próprio comportamento é essencial. Dizemos às crianças que mentir é errado e as castigamos quando mentem para nós, mas o que vão pensar se ligarmos para o escritório dizendo que estamos doentes para poder ficar em casa dormindo ou ir ao cinema? Se quisermos que nossos filhos mantenham um alto padrão ético, temos de mostrar a eles através de nosso exemplo como fazê-lo, mesmo que às vezes isso seja inconveniente para nós.

Queremos que nossos filhos gostem de si mesmos e desenvolvam uma auto-imagem que seja independente da aprovação ou desaprovação dos outros. Queremos que sejam capazes de avaliar seus próprios atos e tenham força interior para agir de acordo com seus princípios.

Bruce, de doze anos, ia sempre ao mercadinho do bairro, às vezes para fazer alguma compra para sua mãe, outras para tomar um refrigerante ou comer alguma coisa. Ele sabia que os outros garotos roubavam pequenos artigos do mercadinho, principalmente quando um dos vendedores, que parecia não se importar, estava de serviço.

Certo dia, ao entrar na loja, deu-lhe uma vontade enorme de comer um chocolate, mas só trazia dinheiro suficiente para o leite e os ovos que sua mãe pedira. Seria fácil surrupiar o que ele queria: o vendedor "bonzinho" estava trabalhando naquele dia e profundamente entretido em ler uma revista. Bruce decidiu não tirar vantagem da situação. Sabia que seus pais reprovariam sua atitude, mas era improvável que fosse apanhado. Portanto, a idéia da reprovação deles pode tê-lo feito hesitar, mas não foi o que o impediu de agir. Com doze anos, Bruce já assimilara a regra de que roubar é errado e respeitava a si mesmo o bastante para querer fazer o que é certo, mesmo que as circunstâncias fossem tentadoras. Para sua paz de espírito e para se sentir bem com ele próprio, Bruce resistiu à tentação de furtar.

Nossa responsabilidade por determinados comportamentos só vai até aí. Nosso apoio à auto-estima em formação de nossos filhos serve para eles gostarem de si mesmos e não vacilarem naquilo que sabem estar certo, mesmo quando as pressões externas inevitavelmente os desafiarem.

Ensinando nossos filhos a gostarem de si mesmos

Muitos pais dizem que a única coisa que desejam para seus filhos é que "sejam felizes". Embora gostar de si próprio não leve ninguém necessariamente à felicidade, com certeza é um ingrediente indispensável para isto. As crianças que gostam de si próprias tendem a ser mais autoconfiantes sem serem egoístas. Desenvolvem relacionamentos pessoais mais estáveis e maduros e, quando crescem, seus filhos têm maiores probabilidades de também gostarem de si próprios.

Como pais, os acordos que fazemos com nossos filhos refletem o que é importante para nós. Dão forma às expectativas que temos para eles e os ajudam a aprender a distinguir o certo do errado, o bom do mau. Fica mais fácil para nossos filhos conquistarem a nossa aprovação quando temos expectativas realistas a respeito deles, quando combinamos sabiamente firmeza e flexibilidade, criando com eles uma estrutura familiar na qual suas contribuições são respeitadas e integradas à vida da família.

Em um ambiente de apoio e sustento, eles são livres para deixar desabrochar suas personalidades da melhor maneira possível e recebem uma dádiva preciosa: saber que são amados e apreciados por seus próprios talentos. A consciência desse fato proporciona a eles a melhor base possível para se tornarem adultos com um saudável respeito por seu valor pessoal.

13
Se as crianças vivenciam o reconhecimento, aprendem que é bom ter um objetivo

VOCÊ ALGUMA VEZ JÁ DEIXOU UM BILHETE PARA SI MESMO colado no seu despertador, no espelho do banheiro ou na porta da frente? Já reparou, como acontece com todo mundo, que a gente se acostuma com o bilhete naquele lugar e deixa de enxergá-lo? É uma das razões por que o aviso na porta da geladeira – "Abrir esta porta pode fazer mal à sua saúde" – não funciona. Deixamos de prestar atenção.

De modo semelhante, de vez em quando deixamos de enxergar nossos filhos. Ficamos tão enredados no processo de concatenar todos os milhares de exigências de nossas vidas que esquecemos de prestar atenção em nossos filhos. Nós os levamos para a escola, preparamos refeições para eles, supervisionamos suas atividades, mas não paramos para ter uma conversa de verdade com eles.

A palavra reconhecimento significa "conhecer outra vez" – ver de novo. As crianças crescem e mudam depressa demais. Parece levar apenas horas para um bebê que nasceu outro dia mesmo começar a andar e passar de criança a adolescente. Nossos filhos crescem bem diante de nosso nariz, e por vezes estamos tão ocupados que perdemos etapas desse processo. Temos de nos esforçar para de vez em quando conhecê-los de novo, vê-los como se fosse a primeira vez.

Reconhecer nossos filhos não é difícil. É simplesmente uma questão de reservar tempo para prestar atenção. Nossa atenção, por si só, os sustenta e reconforta, energiza e estimula.

Passeando no Jardim Botânico certo dia, Elyssa, de quatro anos, puxa a manga da mãe e diz;

– Vamos ali do outro lado? Quero pegar aquelas folhas grandes.

– Mas, querida, a grama está molhada e você já apanhou uma porção de folhas – replica a mãe.

– É que ainda não tenho aquele tipo de folha e preciso de uma para a minha coleção – insiste Elyssa.

A mãe olha espantada para a filha. Percebera que a menina estava apanhando folhas, mas não tinha idéia de que estava fazendo uma coleção; para ser franca, nem suspeitava que Elyssa sequer soubesse o que era uma coleção. A mãe reconhece que criar e dar prosseguimento a um projeto pessoal é uma indicação da independência nascente da filha. Ela pára, admira o punhado de folhas na mão da menina e observa-a atravessar correndo o gramado na direção de um velho carvalho. No caminho de volta para casa, elas conversam sobre os nomes dos diversos tipos de árvores e como cada folha tem sua cor e formato peculiares.

Se nos dedicarmos a dar atenção de verdade a nossos filhos – escutando o que dizem, vendo o que fazem, descobrindo o que estão sentindo –, vai ser muito mais fácil avaliar suas lutas e sucessos enquanto eles aprendem como trabalhar para atingir um objetivo. E também determinar quando deixá-los fazer o esforço sozinhos ou quando estender a mão para auxiliá-los.

Passo a passo

A partir do momento em que decidimos não entregar o brinquedo na mão do bebê e sim deixá-lo encontrar um jeito de se arrastar até ele, atirar-se para ele ou girar o corpo para alcançá-lo, estamos mostrando a nosso filho que é bom ter um objetivo. Reconhecemos seu esforço aplaudindo suas tentativas para pegar o brinquedo e nos alegramos com ele quando finalmente o segura nas mãos.

Quando as crianças são um pouco mais velhas, estabelecer e

atingir objetivos faz com que desenvolvam autoconfiança e uma atitude de "eu consigo". Nossa função de pais nesse processo é ajudá-las a definir com clareza os objetivos e certificar-nos de que são atingíveis, realistas, ajudando-as a equilibrar os vôos da imaginação com conselhos tendo os pés no chão. E, enquanto elas trabalham para alcançar suas metas, devemos estar presentes com nosso estímulo e apoio.

Para qualquer pessoa, moça ou velha, a melhor maneira de começar a trabalhar por um objetivo é, em primeiro lugar, definir exatamente o que se quer realizar. O próximo passo é identificar o que precisa ser feito, dividindo o projeto em parcelas. Prestamos um grande serviço a nossos filhos ensinando-lhes como fazer isto. Conforme passam pelas progressivas etapas, eles vêem como fazer "A" primeiro permite que "B" aconteça, assim tornando "C" possível e, por fim, tendo seguido todos os passos, chegam ao objetivo esperado.

Isto pode parecer elementar demais, mas é surpreendente constatar como poucas pessoas sabem se organizar definindo etapas antes de iniciar um projeto. O mais freqüente é lançarem-se de cabeça neles sem qualquer planejamento prévio. O que é quase uma garantia de que ficarão desnorteadas, sobrecarregadas e indecisas sobre seus rumos, perdendo a concentração e o entusiasmo. Este não é um bom padrão a ser imitado por nossos filhos. Damos a eles um melhor exemplo quando começamos mapeando uma estratégia e não fugindo ao projeto, partilhando os progressos ao longo do percurso e comemorando o sucesso quando terminamos a tarefa. Seja pintando a casa, plantando uma horta ou bordando uma colcha, nossos filhos aprendem observando a maneira como planejamos e levamos a cabo nossas tarefas, bem como os projetos que decidimos realizar.

O ditado sobre a jornada ser tão importante quanto o destino não serve só como lembrete para nos organizarmos em função de nossos objetivos, mas também para reconhecermos e darmos crédito aos primeiros passos de nossos filhos em direção aos seus objetivos.

Jacqueline tem seis anos e quer fazer uma surpresa a seus pais arrumando a cama deles. Depois de muito correr para lá e para cá pelo quarto, ela consegue cobrir quase toda a cama com a colcha.

A mãe e o pai agradecem:

– Muito bem! Como você nos ajudou!

Jacqueline sai correndo, feliz da vida, para brincar, e o pai estende a mão para ajeitar uma ponta caída da colcha.

– Não mexa nessa cama! – a mãe exclama, risonha. – O trabalho de Jacqueline tem de ser reconhecido e aceito como é. Não vamos estragá-lo.

– Tem razão – concorda o pai, percebendo que dar valor ao esforço da filha é mais importante do que uma cama perfeitamente arrumada.

Prática, prática, prática

Algumas crianças não têm dificuldade em ver a relação entre o esforço que fazem e os resultados. Desde pequenas, compreendem que quanto mais praticarem – tocar piano, fazer ginástica, um esporte ou qualquer outra coisa em que estejam interessadas –, melhores serão naquela atividade. Para outras crianças, a associação não é tão evidente. São as que perguntam com espanto genuíno a alguém cujos talentos admiram: "Como você consegue fazer isso tão bem?" Não se dão conta de que seus atos têm um efeito cumulativo. Para elas, certos resultados positivos parecem quase mágica.

Mostrando a nossos filhos como suas ações se acrescentam umas às outras, fazemos com que percebam que não há necessidade de mágica para se alcançar um objetivo ou adquirir habilidades. Elizabeth e Clara, ambas de doze anos, estavam planejando ir a um acampamento de férias para jogar vôlei. As duas sabiam que passariam aquelas duas semanas jogando sem parar. Clara começou a preparação física um mês antes, pouco a pouco adquirindo resistência, chegando mesmo a correr cerca de quatro quilômetros todas as manhãs. Elizabeth imaginou que se ajustaria à intensidade do programa quando chegasse ao acampamento.

A mãe de Elizabeth estava preocupada com a reação da filha quando descobrisse seu engano. Sabia que a menina não gostava que lhe dissessem o que fazer. Portanto, resolveu ajudá-la a enxergar adiante fazendo algumas perguntas fundamentais: "Quantas horas por dia vocês vão jogar?" e "A direção do acampamento fez alguma sugestão sobre a preparação física para a temporada?". Ela não disse "Você precisa começar a treinar" nem agiu com ares de superioridade. Apenas orientou a filha para que fizesse seus planos sozinha. Conversaram sobre como achavam que seria a temporada e o que a menina faria para se preparar. Com a oportuna e sutil intervenção de sua mãe, Elizabeth decidiu que deveria iniciar um programa de exercícios para ficar em forma.

Poupando dinheiro para um objetivo

Receber uma mesada costuma ser a primeira oportunidade que uma criança tem de aprender sobre "o valor do dinheiro" – quanto custam as diversas coisas, como desenvolver bons hábitos de poupança e guardar dinheiro para um objetivo específico. Quando ficam responsáveis pelo próprio dinheiro, as crianças logo aprendem que deixar de comprar balas esta semana pode ser o caminho para comprar algo realmente especial mais tarde – skates novos, um jogo de computador, uma boneca ou uma bicicleta. É também uma forma de afirmarem sua independência e exercitarem um maior poder de decisão. Se anseiam por um determinado brinquedo ou video game, mas o pai ou a mãe não querem comprá-los, isto não precisa ser a palavra final. Ter uma mesada dá às crianças mais voz ativa e pode amenizar as disputas sobre como gastar dinheiro.

Existem várias idéias sobre o que uma mesada deve representar. Em algumas famílias, as crianças ganham a mesada por realizar certas tarefas domésticas previamente combinadas. Em outras, a mesada não está relacionada a nenhuma tarefa específica, mas as crianças podem ganhar um dinheiro extra caso se encarreguem de atividades que surjam fora da rotina.

Minha opinião pessoal é que a mesada não deve ser vista como um pagamento à criança por ajudar nas tarefas diárias indispensáveis ao funcionamento habitual da casa, como pôr ou tirar a mesa, arrumar a cama ou dar comida ao cachorro. Queremos que nossos filhos tenham consciência de que, como membros da família, têm de fazer sua parte de tarefas da casa. A mesada deve ser encarada como uma forma de partilhar da renda familiar, uma forma de reconhecer que a criança é um membro importante e participante da família.

Sam tinha doze anos e vinha guardando sua mesada havia meses para comprar um skate no fim do ano. Seus pais não achavam que um skate fosse uma necessidade básica, portanto sugeriram que Sam usasse seu próprio dinheiro para comprá-lo. O menino concordou com relutância que era um "desejo", não uma "necessidade". O fim do ano chegou e, como ele ainda não tinha todo o dinheiro necessário, ficou bastante frustrado.

– Você conseguiu juntar um bocado. O que pode fazer agora para ganhar o resto? – perguntou o pai de Sam.

– Não sei se consigo tudo só cortando a grama dos vizinhos – Sam respondeu, desanimado.

– É, mas você também pode se oferecer para lavar alguns carros. Já estando na casa deles, fica mais fácil – o pai lembrou.

– Boa idéia! Vou sair pela vizinhança agora mesmo.

O apoio do pai consistiu em reconhecer o quanto o menino já realizara e ajudá-lo a identificar a etapa seguinte para atingir seu objetivo. Através da experiência dele, Sam teve lições sobre guardar e ganhar dinheiro e, acima de tudo, aprendeu a não desistir de seus planos, a persistir até encontrar um modo de realizá-los.

Ajudando-os a seguir em frente

Queremos que nossos filhos tenham uma visão otimista e confiante de seus sonhos e metas pessoais. Sabemos que viverão momentos de desânimo, mas, ao definir todas as etapas ao longo do percurso e incentivá-los a persistir e não ceder à frustração, nós estaremos contribuindo para que mantenham uma atitude positiva e sigam em busca dos objetivos que estabeleceram para si.

Há sempre oportunidades para reconhecermos e estimularmos o otimismo das crianças, onde quer que seja. Em uma tarde, a campainha de minha casa tocou e fui abrir a porta. Dei com quatro rostinhos radiantes olhando para mim. Era a filha de minha vizinha e três amigas, todas com mais ou menos oito anos. Cada uma delas segurava um fio de lã colorido com uma bola de barro em uma ponta e contas coloridas na outra.

– Fomos nós que fizemos! Todo mundo precisa ter uma e elas custam só cinqüenta centavos! – exclamaram.

O entusiasmo das meninas era contagiante. Comprei duas bolas.

"Elas" agora estão penduradas na janela ao lado da mesa onde tomo café da manhã. O sol matutino reluz nas contas de vidro realçando suas lindas cores. O que são? Para que servem? Não sei. Comprei-as porque desejava incentivar o espírito empreendedor daquelas crianças, fazê-las saber que é bom ter um objetivo. E conservo-as naquele lugar porque olhar para elas me faz sorrir e me estimula.

14
Se as crianças vivem partilhando, aprendem o que é generosidade

Viver em família é dividir nosso tempo, nosso espaço e nossa energia com os outros. Nossos filhos aprendem a partilhar quando vivenciam a experiência de cooperar e entrar em acordo dentro do ambiente familiar, seja quanto ao uso do banheiro da casa, dos brinquedos, do carro ou de recursos financeiros limitados. Quando repartimos as coisas de bom grado com os outros e com nossos filhos, mostramos a eles como ser generosos. A verdadeira generosidade não pode ser ensinada, mas podemos dar a nossos filhos um exemplo de desprendimento e esperar que eles optem por segui-lo.

Ouço sempre os pais dizerem a seus filhos pequenos que eles "têm de" aprender a dividir com os outros. Talvez pensem que isto seja ensinar a partilhar, mas na verdade é apenas ensinar a fazer o que dizemos. As crianças nada aprendem sobre o espírito de generosidade que nos leva a compartilhar o que é nosso.

Onde a partilha começa

Vamos ser bem francos. Em parte, desejamos que nossos filhos aprendam a partilhar porque não queremos que os outros pensem que eles são egoístas. Entretanto, é indispensável ter em mente as limitações impostas pela tenra idade deles. O processo de se tornar generoso depende muito do desenvolvimento gradual e vagaroso da capacidade cognitiva, que permite que a criança leve em conta os sentimentos e necessidades dos outros. Crianças muito pequenas não estão preparadas para isso porque literalmente não podem se colocar no lugar dos outros. A capacidade de ver o mundo através dos olhos de uma outra pessoa é um processo de longo prazo que vai se desenvolvendo até a idade adulta.

Quando ainda está no berço, o bebê "possui" tudo no universo, inclusive a mãe e o pai. Na realidade, o recém-nascido não consegue nem mesmo se distinguir de seus pais. O momento em que reconhece a mãe como um ser separado dele é um marco em seu desenvolvimento.

Por não serem capazes de compreender o ponto de vista de mais ninguém a não ser o delas próprias, é natural que as crianças pequenas sejam egoístas. Querem tudo e querem na hora. Que importa, então, que o seu menino ou sua menina demonstrem isto? São iguais a milhões de outros bebês do planeta. É parte de nossa função de pais ensiná-los gradualmente a não serem egoístas, avançando um passinho de cada vez.

O melhor é começar com o ato de partilhar que não envolve sacrifício pessoal. Você pode dar início a este processo bem cedo, quando o bebê ainda usa a cadeirinha alta, enfatizando certas palavras-chave e introduzindo o conceito de repartir como a divisão de um todo em partes.

– Mamãe ganha um biscoito, papai ganha um biscoito e você também ganha um.

À medida que as crianças crescem, aprendem maneiras mais sofisticadas de partilhar: oferecendo uma guloseima aos seus convidados antes de pegar uma para si, aprendendo a revezar-se.

As crianças pequenas iniciam sua vida social brincando juntas, envolvendo-se naquilo que os psicólogos chamam de "jogo paralelo". Ou seja, desfrutam a presença umas das outras e percebem-se umas às outras, mas não interagem muito. Com cerca de dois anos e meio, começam realmente a brincar juntas. Essa fase representa um passo decisivo no desenvolvimento social da criança.

É nesse ponto que elas estão prontas para as primeiras experiências com as noções básicas de partilha.

Thomas tem dois anos e meio e está brincando com seus caminhões de madeira quando David, da mesma idade, aproxima-se e pega um deles. Thomas imediatamente tira-o de David. A essa altura, muitas vezes um adulto intervém, insistindo que a criança divida os brinquedos, mas em geral é melhor deixar que as crianças resolvam a questão sozinhas.

Se Thomas se recusa a partilhar seus caminhões com David, não terá um companheiro de brincadeiras por muito tempo. E, se o deixarmos sozinho bastante tempo, talvez comece a ver que há vantagens em agir de modo diferente. Nesse caso, podemos sugerir a Thomas que talvez o amigo gostasse de se juntar a ele. Mas, se ele não aceitar, é melhor não forçar. Podemos dizer a David que talvez Thomas queira brincar com ele um pouco mais tarde e ajudá-lo a encontrar outro brinquedo. Ao mesmo tempo que desejamos que nossos filhos partilhem suas coisas com os outros, também devemos respeitar seu direito de criar e participar de atividades de sua própria escolha. Queremos que a decisão de partilhar, quando ocorrer, parta deles.

Isso pode parecer um pouco utópico, mas a curiosidade natural de uma criança costuma desempenhar um papel relevante nesse processo. Depois de ser rechaçado por Thomas, David pega um brinquedo da Arca de Noé, que consiste em um barco de madeira repleto de animais pintados a mão. Thomas lança um olhar na direção de David. Os animais são bonitos e parece que o amigo está se divertindo com eles. Thomas observa David com interesse crescente. Finalmente, aproxima-se do outro segurando alguns de seus caminhões. Oferece um para ele colocar na arca. David retribui o gesto dando a Thomas um par de zebras para pôr dentro dos caminhões. As crianças estão aprendendo que brincar juntas pode ser ainda mais divertido do que brincar sozinhas.

Conforme vão ficando mais velhas, esperamos que as crianças desenvolvam uma disposição espontânea para dividir suas coisas com as outras. Mas não podemos contar apenas com sua boa vontade. O ato de partilhar precisa fazer sentido para uma criança e não dar a impressão de ser uma perda. Muitas vezes, temos de dar um jeito nas situações para que essa opção seja gratificante.

Andy, de quatro anos, está visitando seu melhor amigo, Jeff, para uma tarde de brincadeiras. Em um quarto cheio de jogos, Jeff coloca uma folha de papel em branco em cima da mesa. Andy se aproxima dele, dizendo:

– Também quero pintar.

Jeff reage agarrando a caneta hidrográfica primeiro. Ao pressentir uma briga iminente, a mãe dele traz depressa mais canetas hidrográficas e uma folha bem grande de papel.

– Pronto, meninos – diz ela. – O que acham de fazer uma pintura juntos?

Os garotos agora estão encantados com a idéia, pois partilhar significa que os dois têm mais – mais canetas, um papel maior. Graças à mãe de Jeff, que soube contornar a situação.

Muito antes de entrar para o jardim-de-infância, a maioria das crianças já domina os conceitos básicos de partilha e propriedade. Elas são capazes de entender a diferença entre possuir, usar e tomar emprestado. Sabem o que é delas e o que pertence aos outros e compreendem que alguns objetos são de uso comum. Enquanto gritos frenéticos de "É meu!" e "Não, é meu!" enchem o ar quando os menores estão brincando, uma das lições principais que as crianças aprendem durante os anos do pré-escolar é como e quando partilhar as coisas com os outros.

Claro que temos de admitir que alguns bens – um ursinho de pelúcia, um cobertor especial, um travesseiro – assumem um significado pessoal para certas crianças: representam calor, conforto, amor e segurança. Quando estão com seu bem precioso, elas sentem uma profunda sensação de bem-estar e adaptação – semelhante ao que sentem quando estão no colo da mãe. Os membros da família têm de respeitar esses objetos. Não se deve pedir às crianças que dividam com os outros esses tesouros. Também não se deve confiscá-los como ação disciplinar ou usá-los como pretexto para caçoar ou ridicularizar seu dono. E se um irmão, ou um amigo em visita, apoderar-se do objeto querido, a criança nunca deve ser forçada a abrir mão dele. Podemos explicar ao outro que alguns objetos não se empresta e que ele deve procurar outra coisa com que brincar.

E lembre-se de que os velhos "cobetôs" não desbotam sozinhos – são lavados em casa muitas e muitas vezes. E alguns ursinhos de pelúcia acompanham os donos a vida inteira!

"Devolvam o bebê!"

Uma das experiências mais difíceis para uma criança pequena é ter de dividir as atenções dos pais quando nasce um segundo filho. É natural que o mais velho sinta que alguma coisa lhe foi tirada. E a realidade é que, de certa forma, foi mesmo. Seus pais estão agora fazendo malabarismos com as necessidades de dois pequenos indivíduos, o que significa um grande aumento na demanda de tempo e energia de ambos. O nascimento de um terceiro e de qualquer filho subseqüente não é tão difícil quanto a chegada do segundo, porque então a criança já está acostumada a partilhar.

No princípio, Daryl, de quatro anos, ficou muito animado quando soube que iria ganhar um irmãozinho. Estava ansioso para ser o "irmão mais velho". No entanto, quando o bebê chegou do hospital, nada foi tão divertido quanto ele imaginara.

– Você não brinca mais comigo – queixou-se para a mãe.

– Tem razão, Daryl – ela suspirou, pensando em como estava exausta. – Tudo mudou com a vinda do bebê. Talvez a gente possa brincar de jogo da memória esta tarde enquanto o nosso rapazinho dorme – acrescentou, desejando também poder tirar um cochilo naquela hora.

Os pais tinham preparado Daryl para o nascimento do irmãozinho e tiveram o cuidado de dizer como apreciavam o seu comportamento de irmão mais velho. Cada um deles procurou passar um pouco de tempo só com ele todos os dias. Os parentes e amigos que os visitaram mostraram-se sensíveis à situação do menino e deram-lhe mais atenção que de costume, sendo que muitos até levaram presentes para ele. Tudo isso contribuiu para amenizar a intensidade dos sentimentos de Daryl, mas não mudou o fato de ele ter perdido sua posição privilegiada de filho único e de agora ter de dividir seus pais com um bebê que absorvia muito tempo.

Os adultos sabem que isso é apenas uma parte da vida, mas para Daryl era uma grave injustiça. Não podemos devolver o bebê, como sugerem alguns irmãozinhos mais velhos, esperançosos, mas podemos dar ouvidos à criança, levar seus sentimentos a sério e fazer o melhor possível para dedicar um tempo só para ela.

Dividindo-nos entre nossos filhos

A verdadeira generosidade implica uma disposição sincera para dar com desprendimento, sem pensar em ganho pessoal ou retorno. Significa que damos porque alguém precisa e porque gostamos da pessoa e nos preocupamos com ela. Pode até haver sacrifícios e transtornos envolvidos, mas não encaramos o fato como uma perda, pois este tipo de partilha é gratificante por natureza.

Sem dúvida, esta é uma boa descrição de um dos principais aspectos daquilo que fazemos como pais. Damos a nossos filhos porque eles precisam de nós e damos ainda mais durante algumas de suas fases mais difíceis, pondo de lado nossas próprias necessidades para atender às deles. Se esperarmos ser recompensados de alguma forma específica ou imediata, provavelmente ficaremos decepcionados. O que nos sustenta em meio aos sacrifícios que fazemos não é a idéia de retorno ou recompensa, mas os fortes e irresistíveis sentimentos de amor e cuidado que experimentamos por eles desde o instante em que nascem.

As melhores coisas que podemos dar a nossos filhos são nossa presença e nossa atenção. No entanto, dividir nosso tempo com eles é às vezes o mais difícil. Muitos pais entram em uma roda-viva para equilibrar seus horários. Divididos entre o trabalho, a casa, o casamento e os filhos, eles têm a impressão de que "não sobra muito para o resto". As exigências são ainda mais intensas no caso de pais solteiros ou descasados.

Um pai divorciado resolveu que queria passar algum tempo de qualidade com seu filho de onze anos.

– Vamos combinar direitinho para passarmos um tempo juntos, só eu e você, está bem?

A reação do menino foi cautelosa. Olhou para o pai com ar desconfiado e perguntou bem sério:

– E como seria isso?

Não há como recuperar o tempo perdido. Vale mais usar o tempo de que dispomos de uma forma significativa. Quanto a isso, temos de ser honestos conosco no que diz respeito às escolhas que fazemos em nossa vida. Quando pensamos: "Vou trabalhar muito agora, sempre estendendo meu horário, e, depois que alcançar algum sucesso, vou passar mais tempo com minha família", podemos enganar a nós mesmos, mas não enganamos nossos filhos. Eles crescerão com ou sem nós e, quando nos voltarmos para eles, talvez não estejam mais receptivos ou disponíveis. Seria mais sensato ter como prioridade sempre reservar mais tempo para os filhos. O que é mais fácil de se dizer do que de se fazer. Pressões financeiras ou profissionais às vezes tornam muito complicado saber quando e onde traçar a linha divisória. Mas é fundamental ter em mente quão rápido as crianças crescem e tentar estar junto delas o máximo que pudermos.

Nosso tempo e nossa energia são limitados, por isso temos de reavaliar constantemente nossas prioridades, nossas atividades e nossos compromissos em função do desenvolvimento de nossos filhos. Partilhar nosso tempo significa sermos flexíveis e procurarmos nos adaptar conforme as necessidades deles evoluem. Temos de acompanhar as mudanças na vida das crianças e estar presentes não só enquanto são pequenas, mas também durante o seu crescimento.

Aproveitando ao máximo nosso tempo juntos

A maneira como passamos o tempo com nossos filhos é tão importante quanto a quantidade desse tempo. Se existe má vontade de nossa parte, a mensagem que transmitimos às crianças é de ressentimento e impaciência, não de generosidade.

Julia, de nove anos, pediu à mãe que a ajudasse a preparar uma leitura de poesia para uma apresentação na escola.

– Está bem, mas ande logo porque tenho de dar uma porção de telefonemas – a mãe concorda apressada.

Apesar de Julia ficar satisfeita com a ajuda da mãe, também se sente pressionada. E, pior ainda, tem uma sensação de desânimo, achando que sua atividade é insignificante, apenas uma bobagem que deve acabar o mais rápido possível, e que os telefonemas da mãe vêm em primeiro lugar.

As crianças percebem quando lhes damos nosso tempo com generosidade, vendo que é no mínimo tão importante quanto o que dedicamos a qualquer outra coisa em nossas vidas. Apesar de precisarem aprender que não podemos ficar o tempo todo à disposição delas, sejam bebês ou adolescentes, devem ter ao menos alguns minutos de nossa inteira atenção a cada dia. Esses minutos vez por outra são raros de encontrar, mas decerto não é pedir demais.

Partilhando com aqueles que têm menos

Uma outra modalidade de partilha é aquela em que a criança se oferece para prestar ajuda aos necessitados. As crianças costumam ser convidadas a participar de esforços conjuntos organizados pelas escolas, igrejas, etc. com essa finalidade – distribuição de presentes e alimentos no Natal e em outras datas semelhantes.

Mostram-se em geral felizes por participar dessas ações, pois sabem que têm comida e brinquedos suficientes e não é impossível para elas compreender como é triste algumas pessoas não possuírem nem o indispensável para viver. Não estão sacrificando nada e gostam da sensação de boa vontade que resulta do gesto de se reunirem para fazer doações. Devemos aproveitar essas oportunidades para que nossos filhos sintam a alegria de dividir o que têm com os menos afortunados.

Ao tomarem consciência das privações dos outros, algumas crianças são motivadas a reagir de uma forma bem direta. Devemos incentivar nossos filhos a seguir seus instintos e procurar ajudar, mesmo que isso acarrete algum incômodo ou sacrifício para nós. Eles provavelmente vão querer a nossa colaboração para dar idéias sobre o que podem fazer com relação aos problemas diante deles.

Uma criança pode resolver ceder parte de seu tempo livre para realizar trabalho voluntário ou contribuir com parte de sua mesada para uma causa beneficente. As crianças são capazes de fazer coisas surpreendentes por conta própria. Um menino de onze anos começou uma campanha de cobertores nos Estados Unidos que se ampliou e se transformou em um vasto programa que fornecia casacos, café quente e sanduíches para os sem-teto. Vários adultos foram trabalhar com ele quando o projeto cresceu, mas o garoto se manteve como o elemento essencial da organização. Continuou na linha de frente, entregando cobertores e casacos, e aparecia sempre como o porta-voz para solicitar doações.

Os frutos da partilha

As crianças que aprendem que compartilhar faz parte da vida vivenciam a importância e a alegria de ser generosas. Quando se tornam adolescentes, começam a compreender o sacrifício feito pelos pais. A essa altura, também podem começar a retribuir um pouco.

A mãe de Sadie, de quinze anos, ficou acordada até bem tarde certa noite tirando as dúvidas de gramática e vocabulário da filha. Na manhã seguinte, encontrou um bilhete de Sadie: "Obrigada por ficar até tarde estudando comigo. Gostei muito de poder contar com a sua ajuda."

São momentos como esse que restauram nossa fé em nós mesmos como pais. Quando nossos filhos nos dirigem cumprimentos pelo que fizemos por eles, podemos ficar descansados e ter certeza de que eles estão no caminho certo e já sabem o que é generosidade. É um tema admirável, e leva-se uma vida inteira para aprendê-lo.

Esperamos que nossos filhos cresçam sabendo como dar sem visar ganho pessoal, dar como uma expressão de carinho e fraternidade. Queremos que sejam solidários e contribuam para a sociedade com seu tempo, sua energia, sua atenção e suas posses. Nem todos conseguem atingir esse grau de generosidade, mas os que conseguem vivem vidas plenas e fazem do mundo um lugar bem melhor.

15
Se as crianças convivem com a sinceridade, aprendem a veracidade

A VERACIDADE É TALVEZ A VIRTUDE MAIS DIFÍCIL DE SE ENSINAR. Pois embora a maioria dos pais concorde que sinceridade e veracidade são qualidades indispensáveis a desenvolver nos filhos, a realidade é que nós, em maior ou menor escala, não somos completamente sinceros em nossa vida diária. E determinar como, quando e até que ponto a sinceridade é essencial é uma questão altamente complexa e muito pessoal. Quase todos nós contamos às crianças histórias que consideramos inofensivas, como a de Papai Noel e a do Coelhinho da Páscoa, mas certos pais acreditam que até esse costume é uma forma de insinceridade. Alguns consideram aceitável mentir sobre a idade dos filhos para conseguir que paguem uma entrada mais barata em parques de diversão e locais do gênero; outros não agem assim.

Sejam quais forem nossos padrões pessoais, todos nós, ao menos de vez em quando, inventamos "mentirinhas inocentes" para simplificar nossas vidas, ganhar tempo e não ferir suscetibilidades. Não tomaríamos as mesmas decisões, porém, diante de dilemas semelhantes. Não há dúvida de que às vezes dizer a verdade pode ser uma questão muito obscura.

Se nem para os adultos é fácil saber quando se deve contar a verdade completa e quando é melhor mascarar os fatos ou até mentir, imaginemos como isto deve ser confuso para as crianças. Elas sabem que damos valor à sinceridade e esperamos que não mintam, mas são testemunhas de nossa própria incoerência e descobrem que, em certas circunstâncias, sua veracidade parece nos aborrecer. Como ensinar a elas a importância de serem sinceras e ao mesmo tempo admitir como isto às vezes é complicado?

A VERDADE DA QUESTÃO

Para começar, podemos explicar às crianças que sinceridade e veracidade são aspectos diferentes de uma só coisa. A sinceridade abrange uma ampla gama de comportamentos, inclusive a nossa capacidade de ver e vivenciar as coisas como elas são – sem distorções, ilusões, escusas ou negações. A veracidade refere-se à nossa capacidade de comunicar o que vemos e experimentamos com precisão e clareza. À medida que amadurecem, também queremos que nossos filhos desenvolvam uma noção de discernimento – a capacidade de distinguir situações em que é melhor deixar a verdade, ou pelo menos parte dela, sem ser dita. Eles precisam aprender qual é a diferença entre uma mentira e um engano sincero. Mentir supõe logro, engano intencional, e o logro é que é errado, não o fato de ter havido um equívoco.

O primeiro passo é ensinar às crianças a admitir e enfrentar a verdade, mesmo quando for incômodo ou indesejável fazê-lo. Queremos que sejam capazes de relatar-nos na íntegra e com exatidão o que aconteceu em uma determinada situação e como elas agiram. Tudo isto envolve distinguir entre os fatos e os diversos tipos de ficção – idealização da realidade, contar o que os outros querem ouvir, em vez do que de fato aconteceu, ou, simplesmente, os vôos da imaginação.

As crianças que mostram dificuldade em relatar com total franqueza como algo aconteceu geralmente têm medo das conseqüências e estão tentando se proteger ou proteger os outros de culpa ou punição. Podemos ajudá-las criando um ambiente em que sejam elogiadas por responder com franqueza, mesmo quando fizerem algo errado. E temos aqui um equilíbrio excelente. Por um lado, as crianças aprendem a assumir responsabilidades por seu comportamento errado e a aceitar as conseqüências disso. Não desejamos que nossos filhos pensem que, contanto que falem a verdade, não importa o que façam, tudo estará certo. Por outro lado, não queremos que tenham tanto medo de nossa reação à verdade que se sintam tentados a mentir.

Uma das formas de colaborarmos é procurando nos concentrar naquilo que aconteceu em vez de tentar atribuir culpa a alguém.

– Como foi que uma das raquetes de tênis foi deixada na varanda ontem à noite? – a mãe pergunta às filhas de nove e onze anos. As meninas olham uma para a outra com nervosismo, percebendo que podem estar metidas em uma encrenca.

– Bom, eu a tirei do carro com minha mochila e o resto das coisas. Devo tê-la colocado na varanda para poder abrir a porta da frente – começa a mais nova.

– Eu disse que ia pegá-la, mas esqueci de voltar para fazer isto – admite a mais velha.

A mãe compreende o que houve e faz um pedido sério a ambas as filhas:

– Façam o favor de prestar atenção da próxima vez. Uma raquete se estraga com a maior facilidade se passar a noite toda ao relento.

Perguntar como a raquete foi esquecida na varanda deu à mãe informações mais precisas sobre o acontecido do que se ela tivesse indagado quem a deixara lá fora. Se a conversa fosse direcionada para quem havia sido responsável, as meninas tenderiam a culpar uma à outra. Dessa maneira, disseram a verdade, cada uma relatando sua própria experiência, e a mãe atribuiu às duas a responsabilidade por um erro compreensível.

Nada além da verdade

Antes de aprender a não mentir, todas as crianças experimentam fazê-lo. Portanto, uma das habilidades indispensáveis que precisamos desenvolver como pais é de que maneira lidar com a situação quando elas mentem. É uma questão delicada. Temos de desmascará-las sem assustá-las e de tal modo que compreendam que estamos do lado delas. Nunca devemos deliberadamente fazer com que caiam em uma armadilha ou tentar encurralá-las em uma situação em que se vejam tentadas a mentir. Mas, quando as apanharmos em uma mentira, temos de estar preparados para tomar uma posição firme e certificar-nos de que compreendem a importância de falarem a verdade.

Erin, de quatro anos, e sua mãe fizeram biscoitos para levar para uma festa beneficente na escola maternal. No fim da mesma tarde, enquanto a mãe está trabalhando em sua escrivaninha, a menina chega correndo para lhe contar alguma coisa. Há farelos de biscoito e pedacinhos de chocolate em volta de sua boca.

– Erin, estou vendo farelos de chocolate em seu rosto – diz a mãe. – Você por acaso pegou um dos biscoitos que estavam esfriando no tabuleiro?

– Não, mamãe – ela responde, arregalando os olhos.

A mãe logo percebe que aquela conversa vai ser muito delicada.

– Vamos começar de novo, querida, e por favor não minta para mim. Você pegou um dos biscoitos que fizemos? Se pegou, não faz mal, mas eu preciso saber – diz ela, mansamente.

– Bem, unzinho só – Erin admite, lambendo os dedos.

– Só um? – a mãe insiste.

– Não, dois – diz Erin.

– Então, a verdade é essa mesmo? – a mãe pergunta de novo. A cabecinha loura sacode os cachos para cima e para baixo, orgulhosa. – Estou muito contente por você ter dito a verdade, Erin. É muito importante não mentir.

– Está bem – diz Erin. – Mas posso comer outro biscoito?

– Agora não. Primeiro, está quase na hora do jantar; e, segundo, temos de guardar a maior parte daqueles biscoitos para a festa na escola. Por isso é que eu gostaria que, na próxima vez, você me perguntasse antes se pode pegar um biscoito, para resolvermos juntas, combinado?

– Combinado, mamãe. Posso ir brincar agora?

A lição que Erin aprendeu foi que não deve mentir para a mãe, mesmo achando que ela talvez se aborreça com o que fez. Sua mãe também deixou claro que chegar à verdade é tão importante que ela até interrompe o que está fazendo e fala com a filha o tempo que for necessário para isto. Ela também explicou a razão por que não queria que Erin comesse os biscoitos e por que a menina deve pedir permissão daí em diante.

Como a infração não foi muito séria e a mãe de Erin estava ocupada, poderia ter ficado tentada a deixar a questão passar sem comentários. Mas teria perdido uma oportunidade de ouro de fazer a filha saber que ela preza a veracidade. Outros pais talvez agissem com severidade por Erin ter mentido ou comido os biscoitos, mas, com isso, só a ensinariam a mentir melhor ou a roubar mais guloseimas. O princípio da veracidade entre os pais e a criança é de suma importância e deve ser tratado como tal. Mas temos de fazê-lo de modo que nossos filhos aprendam a ser verazes porque respeitam nossos valores e desejam nos agradar, não porque têm medo de nós.

Histórias versus mentiras

Ao ensinar às crianças o valor da verdade, topamos com outro problema ardiloso – a diferença entre inventar uma história e dizer uma mentira. As crianças têm a imaginação maravilhosamente ativa e decerto não é nossa intenção que elas percam a vontade de usá-la. Queremos ter certeza de que deixamos espaço em nossa explicação sobre a veracidade para o prazer de criar e contar histórias e incentivá-las a partilhar os frutos de sua imaginação conosco e com os outros. Quando se trata esta questão com cuidado e habilidade, pode-se usá-la como um recurso para ensinar as crianças a distinguir entre fato e ficção.

A mãe de Anthony, de dois anos, está fora de si. Tem um compromisso com hora marcada e não encontra a chave do carro.

– Não sei o que houve! Estava aqui agora mesmo. Onde foi parar? – exclama ela.

– Acho que o monstro pegou essa chave – declara Anthony, com ar grave.

– Humm, o monstro – repete a mãe. – E será que você por acaso sabe onde o monstro pôs minha chave?

– No baú de brinquedos! – exulta ele.

A mãe abre o baú e pega a chave lá dentro.

– Você está inventando uma história? – ela pergunta ao filho. – Acho que está! E acho que o monstro é *você!* – Anthony dá risadas, e ela estende a mão para fazer cócegas nele.

– Senhor Monstro, a chave do carro não é brinquedo. Se ela sumir, não posso dirigir o carro. Faça o favor de não pegá-la outra vez – continua ela, registrando mentalmente que daí em diante vai manter a chave fora do alcance dele.

Na idade de Anthony e nessas circunstâncias, a mãe fez tudo o que era necessário para esclarecer a diferença entre verdade e ficção, e o fez de tal modo que ele foi capaz de compreender que inventar histórias pode ser divertido, principalmente quando todos sabemos que é "só uma história".

Podemos criar um ambiente familiar em que exista a distinção entre verdade e histórias inventadas e em que ainda assim as histórias sejam apreciadas e dêem prazer. O fato de compreenderem a natureza da verdade versus a da ficção também será um elemento de apoio para as crianças quando chegar a hora de descobrir a realidade por trás de mitos muito queridos como o do Papai Noel. Alguns pais podem até achar que nem precisam dizer que não existe Papai Noel. Conforme os filhos deles crescem e inevitavelmente fazem perguntas sobre a história, são levados a adquirir uma consciência gradual de que Papai Noel é um mito e, ao mesmo tempo, continuam a se encantar com o mistério que ele representa.

A mãe, o pai e Kevin, de seis anos, estão dentro do carro indo fazer compras de Natal. De repente, do banco de trás, vem a pergunta que os pais de Kevin há algum tempo receiam ouvir:

– Papai Noel existe? – pergunta Kevin. – A mãe de Paul disse que Papai Noel mora no pólo norte. O pai de Janie disse que ele é o espírito de generosidade do Natal. A irmã mais velha de Mary disse que ele é uma pessoa imaginária. Ele existe mesmo ou não?

Mamãe respira fundo e responde, cautelosa:

– Sabe, Kevin, existem muitas, muitas coisas no mundo que não compreendemos bem. Vamos deixar a história de Papai Noel ser um mistério maravilhoso.

Kevin reclina a cabeça no encosto e sorri. Por enquanto, a resposta é suficiente para satisfazê-lo. Ele quer acreditar em Papai Noel e permitiram-lhe isto. Ao mesmo tempo, a explicação de sua mãe respeitou a maturidade crescente dele que causou a pergunta e deixou espaço para a mudança de compreensão sobre quem Papai Noel realmente é. À medida que for ficando mais velho, será capaz de avaliar que sua mãe respondeu a verdade, mesmo sendo um pouco evasiva, e orientou-o para uma perspectiva mais amadurecida sobre Papai Noel.

Mentirinhas inocentes

Certas coisas são facilmente caracterizadas como sendo verdadeiras ou falsas; outras, não. Conforme as crianças vão se envolvendo com o mundo fora de sua casa, logo descobrem que existem muitos pontos de vista e que, em determinadas situações, cada um desses pontos de vista é valioso para compreendermos aquilo que está acontecendo.

Fran tem sete anos e está aborrecida com sua mãe.

– Você mentiu! – exclama ela. – No domingo, você disse que adorou o jantar da tia Karen e agora acabou de dizer ao papai que a comida que ela preparou estava horrível.

– Tem razão – concorda a mãe. – Eu não disse a ela o que realmente pensei sobre a comida porque não queria magoá-la. Achei que era melhor ser gentil do que ser sincera.

– Ah – diz Fran. Depois de refletir sobre o assunto durante alguns minutos, ela pergunta: – Quer dizer, então, que também não sou obrigada a ser sincera o tempo todo?

Ela está fazendo um esforço para entender quais são as regras.

– Quero muito que você seja sincera – explica a mãe. – Existem situações, porém, em que é mais importante ser gentil, bondosa. Quando a gente diz uma pequena mentira para não magoar as pessoas, isto se chama "mentira inocente". É uma mentira, sim, mas em alguns casos não faz mal.

Fran escuta bem concentrada, mas está claramente confusa.

– Olhe só – continua a mãe. – Imagine que sua amiga Andrea viesse aqui mostrar um vestido novo e você não gostasse dele, achasse a cor muito sem graça. Diria isto a ela?

– Ela não gostaria nem um pouco – afirma a menina.

– Bem, e o que diria para que ela não ficasse chateada?

– Humm... que o vestido está bom? – Fran não parece muito satisfeita com sua própria resposta.

– Talvez – responde a mãe.

– Já sei, eu poderia falar sobre alguma outra coisa de que gosto nele! – anima-se a garota.

– Sim, a idéia é essa – concorda a mãe. – Encontre alguma coisa agradável que possa dizer a ela sobre o vestido, pergunte onde o comprou, ou algo assim. O importante é que sua amiga se sinta feliz por você gostar de algo. E, como sabemos, nem todo mundo gosta das mesmas coisas. Uma cor que não agrade muito a você pode ser a favorita dela.

Agora, Fran aprende não apenas que se deve ser amável como é lembrada de que existem muitas maneiras diferentes de se enxergar o mundo e todas têm seu valor. É claro que a questão não teria vindo à tona se a mãe tivesse evitado criticar a comida preparada pela irmã diante de Fran. O velho ditado "Se não tem algo amável a dizer, é melhor não dizer nada" talvez torne algumas pessoas demasiado relutantes em expressar seus verdadeiros sentimentos, mas há sabedoria nele. Se nos permitimos expressar abertamente todos os nossos sentimentos, até os que podem perturbar nossos filhos, temos de estar preparados para discutir com eles suas preocupações até o fim e sem pressa, como fez a mãe de Fran.

Ensinando a nossos filhos o que é integridade

As crianças aprendem com os pais o que é integridade. O que fazemos e dizemos proporciona um exemplo vivo do que significa ser honesto e verdadeiro. As crianças observam a maneira como lidamos com as miríades de situações que a vida oferece e, pelo menos quando são pequenas, presumem que aquela é a maneira certa de fazer as coisas.

Alicia, de nove anos, e seu pai saíam de um restaurante depois de almoçar quando o pai estacou e olhou para o troco que tinham lhe dado. Ele percebeu que houvera um engano a seu favor.

– Espere um instante, Alicia, tem algo errado aqui – disse ele, mostrando o dinheiro em sua mão. – Ela me deu dinheiro demais.

Pai e filha fizeram as contas e verificaram que havia cinco reais a mais.

– Vamos voltar e acertar isto – disse o pai.

Alicia não demonstrou grande entusiasmo, pois já estava imaginando como poderia gastar os cinco reais, mas sabia que seu pai tinha razão. A moça da caixa mostrou-se muito agradecida e explicou que, se não tivessem devolvido o dinheiro, ela teria de pagar a diferença de seu próprio bolso no final do dia. O gerente escutou a conversa e deu ao pai um cupom concedendo um desconto na próxima visita ao restaurante. Pai e filha saíram pela segunda vez do restaurante com uma sensação muito agradável.

– Que tal, hein, Alicia? – disse o pai. – Está contente por termos devolvido o dinheiro?

– Acho que a honestidade compensa mesmo – comentou Alicia.

– Dá prazer agir da maneira certa, mesmo quando não se recebe recompensa – observou o pai. – Mas, com grande freqüência, falar a verdade faz acontecerem coisas ótimas que não esperávamos.

Do fundo da alma

Existem ocasiões em que sinceridade e franqueza totais não são apropriadas. Com relação a certos assuntos, nossas respostas devem antes de tudo levar em conta a idade e o nível de maturidade da criança. A maioria das pessoas se engana ao subestimar a capacidade de compreensão das crianças, embora em minhas turmas de educação familiar sempre haja um pai ou mãe que tenha entrado em explicações científicas detalhadas para responder às primeiras dúvidas de seus filhos sobre a origem dos bebês, desnorteando e sobrecarregando a criança com informações demais.

Sexo e morte são as questões mais difíceis de se discutir com os filhos. Quase todos os pais não se sentem à vontade para falar desses assuntos nem mesmo com outros adultos. Explicá-los para as crianças é um grande desafio. É preciso avaliar a capacidade da criança de compreender os conceitos levantados e considerar como o que decidimos contar pode afetá-la. Falar sobre sexo com nossos filhos pequenos pode oprimi-los com detalhes que os perturbem ou desnorteiem, e o conceito da morte pode assustá-los e abalar sua noção básica de segurança.

Deve-se levar em conta que as crianças em geral sabem, vêem e escutam bem mais sobre esses tópicos do que imaginamos, embora as informações que apreendem e as suposições que fazem possam ser bastante imprecisas. Quando esses assuntos vêem à baila, o melhor é começar perguntando o que a criança já sabe a respeito, para partir daquele ponto e esclarecer qualquer interpretação incorreta. Daí em diante, podemos dar explicações francas e apropriadas à idade delas. Às vezes, ajuda lançar mão de recursos externos para enriquecer a conversa sobre esses assuntos. Existem muitos livros ilustrados de boa qualidade para crianças pequenas e seus pais, destinados a auxiliar as discussões sobre sexo, morte e outras questões difíceis.

Se subestimamos a compreensão das crianças e tentamos encobrir a verdade, elas percebem a discrepância entre o que já sabem e nossas explicações. Isto pode deixar algumas crianças confusas e fazê-las sentir culpa ou insegurança. A tendência delas é acreditar em nós e, se existe discrepância, podem achar que devem estar erradas, que têm maus pensamentos, censurando a si mesmas: "Como pude imaginar uma coisa dessa? Que atitude horrível a minha!" Não queremos que nossos filhos se vejam obrigados a desemaranhar a verdade e acabar descobrindo que fomos nós que lhes demos as informações erradas.

Uma das principais preocupações dos adolescentes é procurar a verdade, buscando, paralelamente, uma identidade independente da mãe, do pai e da família. O processo de compreender seu próprio corpo em fase de amadurecimento e de formar uma noção de individualidade e singularidade é uma experiência tão instigante e intensa quanto os esforços que eles fazem quando bebês para alcançar e segurar objetos dentro seus berços. O adolescente também está tentando alcançar – tentando captar o abstrato, dominar o significado inefável do eu e do outro, determinar quais serão seus princípios e procurando ancorar tudo isso no mundo real.

Seus corpos recém-amadurecidos refletem seus pensamentos e sentimentos. Infelizmente, quando não se sentem à vontade para nos fazer perguntas sobre o que os preocupa, eles se dirigem a outros adolescentes, que podem estar tão ou mais confusos do que eles. Bombardeados pelas informações, eles tentam selecioná-las e organizá-las. Durante esse período difícil, não vão mais para o nosso colo para serem reconfortados. O que não quer dizer que não necessitem mais de nós. Mesmo que pareçam estar distantes, mesmo repelindo com secura nossas tentativas de aproximação, estejam certos de que eles precisam de nós mais do que nunca.

Nosso relacionamento com eles é posto à prova durante esses anos cruciais. Temos de desenvolver um novo tipo de proximidade. Os adolescentes gostam de nos sentir perto deles e saber que estamos do seu lado. Precisam ter certeza de que podem recorrer a nós a qualquer momento, que podem nos dizer o que sentem, que vamos dar ouvidos às suas histórias, acompanhá-los em sua busca de significados, ajudá-los a desenvolver uma visão mais ampla ou nova dos fatos ou explorar alternativas com eles. Precisam confiar que responderemos da maneira mais ampla e cabal possível às suas perguntas sobre sexualidade, sobre seus corpos em desenvolvimento, sobre seus desejos e sentimentos intensos. Como fazer jus a essa confiança em meio a tudo isso? Sendo sinceros e verdadeiros com eles.

Tanto quanto possível, temos de pôr de lado nossas emoções, nosso constrangimento ou qualquer outro incômodo para transmitir as informações de que nossos filhos precisam para viver e participar do mundo. Assim como os preparamos para o primeiro dia de aula no pré-escolar, no ensino fundamental e médio, temos de prepará-los para enfrentar as questões adultas e os perigos de nosso tempo. As crianças são expostas muito cedo às drogas e ao alcoolismo, são sexualmente ativas desde uma idade muito tenra e vulneráveis a inúmeras doenças sexualmente transmissíveis, com o fantasma da AIDS sempre presente.

Costumo sugerir aos pais com que trabalho que reservem algum tempo, quando não estão com os filhos, para conversar sobre sua própria adolescência e lembrar o que seus pais diziam – ou não diziam. Quão sinceros e abertos eram seus próprios pais? O que não receberam deles e de que sentiram falta? Que diferença isto teria feito para sua juventude? Seus pais poderiam ter sido mais diretos? O quanto de informação chegou até eles através de outros adolescentes? Que parcela dessa informação era exata, correta? Receberam as informações básicas – menstruação, ejaculações noturnas, ereções, masturbação, orgasmo, gravidez, métodos anticoncepcionais – de seus pais ou de outra pessoa? A maioria dos pais que fazem este exercício aprende coisas novas e significativas um sobre o outro e descobre boas histórias para contar aos filhos.

Se você não souber responder a alguma pergunta que seu filho lhe fizer, diga isto a ele e procure educar-se lendo os melhores livros, artigos, etc. que encontrar. Cabe a você ir adiante e transmitir a seu filho adolescente as informações que são indispensáveis. É claro que o que vem em primeiro lugar é dar a ele afeto e compreensão, um relacionamento próximo e atencioso e a certeza de que poderá sempre contar com você. E, depois disso, esperar que ele faça boas opções.

O VALOR DA VERACIDADE

Educar nossos filhos dentro dos princípios da sinceridade e da veracidade vai lhes ser útil de várias formas. Eles compreenderão o valor da integridade e da confiança em seus relacionamentos pessoais com colegas, amigos e família. Terão a coragem de olhar para si mesmos e para as situações de suas vidas com franqueza e objetividade e de assumir seu papel e sua responsabilidade por ações construtivas. E, acima de tudo, terão a reconfortante certeza de estarem sendo honestos com eles próprios. A paz de espírito que se obtém com isto é uma grande dádiva.

16

Se as crianças convivem com a eqüidade, aprendem o que é justiça

As CRIANÇAS TÊM UMA NOÇÃO MUITO PRÁTICA DE eqüidade e justiça: para elas, o que é justo, é certo; o que é injusto, é errado. Estão habituadas aos jogos e brincadeiras com regras claras definindo o que é justo e esperam que todo mundo siga as mesmas regras. Evidentemente, não é isto o que acontece no mundo real – embora existam momentos em que todos nós gostaríamos que houvesse um livro de regras da vida determinando qual a maneira certa de proceder e que fosse respeitado por todos.

Os adultos sabem que a vida tem altos e baixos e que as coisas nem sempre seguem o rumo esperado. Para as crianças, o fato de a vida nem sempre ser justa ainda é incompreensível. Elas vivem esperando justiça e ficam frustradas quando isso não ocorre. Quando Sally, de sete anos, reclama que o resultado da brincadeira de pique-esconde na rua não foi justo, a mãe talvez se sinta tentada a dizer: "A vida não é justa." Esse tipo de resposta, porém, não resolve as legítimas preocupações de Sally.

A menina tem necessidade de explicar por que acha que a brincadeira não foi justa e o que esperava que aconteceria. Se a mãe escuta com atenção e paciência as queixas da filha, será possível levar a conversa para um tom mais positivo, perguntando: "Como acha que deveria ter sido?" e "Da próxima vez, o que vocês podem fazer para que a brincadeira funcione melhor?". Concentrar-se naquilo que pode ser feito de maneira diferente no futuro pode ajudar Sally a contrabalançar seu sentimento de desapontamento com o de otimismo, esperando que sua nova experiência seja melhor.

Tais conversas também contribuem para descontrair a tensão quando não há acordo na família sobre o que é justo. Um diálogo franco permite aos membros da família apresentar seus pontos de vista pessoais e explicar de que modo podem agir ou encarar as coisas da próxima vez. Infelizmente, por mais que nos esforcemos para ser justos, nem sempre satisfazemos a todos.

Como pais, talvez pensemos que nossa concepção de eqüidade é a mais correta, mas temos de lembrar que cada membro da família poderá ver os fatos sob um outro ângulo e que a justiça costuma ser definida por quem está vendo. O importante é que nossos filhos compreendam que é nossa *intenção* sermos justos e saibam que estamos abertos para discutir suas idéias e inquietações. Dedicar tempo para escutar nossos filhos, ajudá-los a ordenar seus sentimentos e incentivá-los a pôr em prática suas melhores idéias já é, em si, uma forma de mostrar que nos preocupamos com a eqüidade.

Eqüidade na família

Sempre que ouço um pai ou mãe declarar que trata todos os filhos da mesma maneira, sei que não é verdade, pois isto é humanamente impossível. E, mesmo que fosse, não é necessariamente uma atitude desejável. As crianças precisam que nossa atenção seja direcionada para seus próprios e únicos pontos fortes e pontos fracos. O que pode ser justo para uma criança em uma família pode ser injusto para outra. Idades diferentes, necessidades diferentes, situações diferentes e personalidades diferentes exigem diferentes abordagens.

Apesar dos esforços dos pais para tratar os filhos com eqüidade, a rivalidade entre irmãos permanece ativa na maioria das famílias. As brigas são em geral por causa de brinquedos, privilégios especiais, comida ou dinheiro, mas freqüentemente o problema que está por trás de tudo é o favoritismo percebido. As crianças são muito sensíveis às formas como os pais expressam e distribuem sua energia, seu tempo, seu interesse e sua atenção. No fundo, toda criança quer se sentir tão importante e amada quanto as outras.

Quando as crianças reclamam de favoritismo, vale a pena reservar um momento para examinar nossos verdadeiros sentimentos e as atitudes que esses sentimentos podem estar transmitindo. É inevitável que surja algum tipo de competição e que irmãos sejam comparados uns aos outros. Entretanto, devemos ter cuidado para não promover sem querer uma atmosfera de rivalidade em casa. Às vezes, estratégias aparentemente inócuas para fazê-los cumprir obrigações têm efeitos colaterais que jamais imaginaríamos. Por exemplo, incentivar a competição entre as crianças para terminar tarefas ou fazer primeiro o dever de casa pode acabar preparando o terreno para as brigas. Ganhar, perder, quem é o primeiro, quem é o último, estes são conceitos mais apropriados ao atletismo, não à família. Queremos que irmãos e irmãs saibam avaliar seus próprios comportamentos e habilidades e que façam comparações com eles próprios, não entre si.

Um modo de combater os sentimentos de favoritismo é dedicar um tempo especial a cada filho individualmente. Um casal que conheço tem três filhos, com quatro, seis e oito anos. O pai e a mãe reservam um tempo para sair com um dos filhos de cada vez, seja para uma refeição ligeira fora de casa, como um lanche ou café da manhã, um passeio de bicicleta ou uma caminhada na praia ou num parque. É uma oportunidade para estarem juntos e conversarem sem as interferências características do ambiente de casa. O pai ou mãe fica sabendo o que está ocupando a cabeça do filho – o que está acontecendo na escola, com os amigos e os irmãos –, e a criança tem um dos pais só para si durante um breve período de tempo. Essas conversas são importantes porque preparam os fundamentos para a comunicação durante os anos difíceis da adolescência. Além disso, passam uma mensagem preciosa: "Você é importante e nós nos preocupamos com o que você sente."

Dizer o que se pensa

Para que seus filhos aprendam que podem falar o que pensam quando se vêem diante de alguma injustiça – seja na escola, no bairro ou, mais tarde, no ambiente de trabalho –, precisam praticar a expressão de seus sentimentos conosco primeiro. Se respeitamos seus protestos diante daquilo que consideram injusto no ambiente da família, vão aprender que podem contribuir para que as coisas mudem para melhor.

– Vocês me tratam como se eu fosse um bebê – queixa-se Andy, de nove anos, para seus pais uma noite, depois do jantar. – Meus amigos todos ficam acordados até a hora que querem.

– Até a hora que querem? – pergunta o pai.

– Mais tarde do que eu, pelo menos – responde Andy.

– E quantas vezes eu tenho que chamar você para que não perca a hora da escola? – questiona a mãe.

– Muitas – admite o garoto.

– O que significa que você precisa mesmo de todas essas horas de sono – conclui o pai.

– E nos fins de semana? – pergunta Andy.

– Bom, os fins de semana são um pouco diferentes. Podemos combinar uma nova hora de dormir para o fim de semana – concorda a mãe. – Até que horas você acha que poderia ficar acordado nas sextas e sábados?

Ao usar a palavra "acha", sua mãe está incentivando Andy a praticar o seu discernimento, não apenas a dizer a ela o que quer. Isto eleva o nível da negociação e ajuda o menino a ser responsável ao tomar sua decisão.

– Acho que ainda assim preciso de pelo menos oito horas de sono, então isso significa que terei de dormir às... – diz Andy, fazendo as contas.

– Está bem – diz o pai. – Vamos experimentar.

– Oba! – exclama Andy, satisfeito por ter conseguido modificar uma situação que julgava injusta.

Quando a criança acha que uma regra familiar é injusta, deve poder questioná-la e até deve ser encorajada a fazê-lo. Se não levamos seus sentimentos a sério e não respeitamos seu direito de expressão, a criança pode adotar um padrão de aquiescência ressentida, que prejudica nosso relacionamento com ela e cria uma lacuna entre nós. É mais recomendável que as regras familiares sejam flexíveis até certo ponto e que as crianças sejam incentivadas a fazer valer seus direitos sempre que acharem que estão enfrentando uma injustiça. Isto contribui para que mantenham uma atitude positiva quanto à resolução de problemas dentro da família e prepara-as para defender a justiça em outras situações de suas vidas.

Betsy voltou da escola certo dia com lágrimas nos olhos.

– Minha professora nunca me chama – queixou-se. – Sei as respostas e levanto a mão, mas ela simplesmente me ignora.

– Quem a professora costuma chamar? – pergunta a mãe, com ar preocupado.

– Os meninos, que nunca sabem a resposta certa – diz Betsy, amuada.

– Ela chama as outras meninas? – pergunta a mãe.

– Não muito. – Betsy faz uma pausa e depois seu rosto se ilumina. – Não sou só eu, ela não chama nenhuma outra menina!

– Isso não parece justo – observa a mãe. – O que você acha que se pode fazer?

– Você poderia ir à escola e conversar com ela – diz Betsy.

– Acho que nós três poderíamos conversar juntas.

A mãe de Betsy não só atua como advogada da filha, mas também mostra que ela própria pode agir para mudar uma situação que não está certa. Com seu apoio, a menina aprende como se fazer ouvir.

Entrando em ação

Nossos filhos inevitavelmente irão presenciar ou vivenciar atos de injustiça em suas vidas. Em algumas dessas situações, serão eles as vítimas – de um professor ou treinador de time esportivo que tem seus favoritos, de outras crianças que agem com crueldade. Outras situações talvez os façam tomar a defesa de alguém que esteja sendo maltratado. Se já tiverem praticado e obtido sucesso combatendo a injustiça em sua própria casa, é mais provável que sejam capazes de levantar a voz por si mesmos e pelos outros quando enfrentarem problemas fora dela.

Indo para a escola, Michael, de dez anos, avista uns meninos de sua turma cercando um garoto em um canto do estacionamento. Quando se aproxima, nota que os meninos estão provocando e intimidando o garoto, talvez por ele pertencer a um meio e uma cultura diferentes dos deles.

Michael fica nervoso, inseguro sobre o que fazer. Sem pensar muito, dirige-se para o grupo e chama o garoto:

– Vamos, Tom, está quase na hora da aula.

Todos os outros se viram e olham para ele, surpresos, e Tom, percebendo uma brecha, vai atrás de Michael na direção da escola.

Michael precisou de coragem para agir como agiu. É sempre necessário ter coragem para se enfrentar sozinho um grupo inteiro de pessoas, mesmo da maneira sutil escolhida por Michael. Seria muito mais fácil para ele fingir que não vira nada ou esperar que um professor interferisse antes. Talvez seus pais nunca venham a saber sobre o incidente ou sobre o envolvimento de seu filho nele. Muitas crianças não contam para os pais todas as suas experiências fora de casa. Se os pais de Michael soubessem o que houve, ficariam orgulhosos por terem criado um filho que tem uma forte noção de justiça, que acredita que todos têm o direito de serem tratados com igualdade e está disposto a pôr em risco o próprio sossego para ajudar alguém em dificuldades.

Stella, de treze anos, estava assistindo a um programa de reportagens na televisão com seus pais e ficou perturbada com as condições de vida dos bóias-frias.

– Isso não é justo! Como essas pessoas podem viver desse jeito?

Os fazendeiros deviam pagar mais. Eu ganho mais por hora quando tomo conta dos filhos da nossa vizinha!

– É uma situação terrível, querida, e acho bom que você se preocupe tanto. Um dos tristes fatos da vida é que há um bocado de injustiça neste mundo.

– Mas ninguém pode fazer nada a respeito? – insistiu Stella.

– O que poderíamos fazer para ajudá-los? – perguntou a mãe.

– Mandar algum dinheiro, quem sabe? – sugeriu a menina.

– Talvez exista um grupo que ajude esses trabalhadores rurais. Vamos procurar no site do programa e ver se há alguma informação sobre o assunto.

– E, se existir esse grupo e estiverem fazendo um bom trabalho, você estaria interessada em contribuir com algum dinheiro, Stella?

– Com o *meu* dinheiro? – perguntou a menina.

– Ora, claro que sim – disse a mãe. – E, se você contribuir, dobro a quantia.

Stella ficou calada, pensativa.

– Filha, tentar consertar os erros deste mundo geralmente envolve um certo sacrifício – disse o pai.

– Acho que você poderia mandar a minha semanada – Stella concordou um pouco relutante.

– Que orgulho eu tenho da minha filha querer ajudar os outros! – elogiou a mãe.

Com a colaboração dos pais, Stella pôde tomar providências para amenizar uma situação injusta e, em vez de se sentir impotente, ela experimentou pela primeira vez a sensação gratificante de fazer a sua parte para resolvê-lo.

A justiça como um ideal

A justiça é uma questão das mais sérias. Mas a noção de justiça e eqüidade de nossos filhos começa com coisas pequenas. Se encaramos de modo respeitoso seus anseios de serem tratados de modo justo, eles terão os fundamentos de que necessitam para estender o mesmo tipo de respeito aos outros. É um grande salto, dos seus direitos dentro de casa para os direitos das pessoas no mundo inteiro, mas, com a nossa ajuda, eles verão que um mundo com justiça para todos é algo por que podemos trabalhar juntos e que este é um dos mais nobres desafios do homem.

17
Se as crianças convivem com a bondade e a consideração, aprendem o que é respeito

Não se pode ensinar respeito às crianças. Podemos ensinar boas maneiras e fazê-las parecer respeitosas, o que não é o mesmo que sentir respeito genuíno, e as duas coisas não devem ser confundidas. As crianças aprendem o que é respeito quando observam seus pais tratando um ao outro, assim como os membros de sua própria família, com gentileza e consideração. E também quando crescem convencidas de que a maneira como foram tratadas é a maneira como devem tratar os outros.

Gentileza e consideração são marcas de respeito: podem ser manifestadas de mil pequenas formas, dia após dia, semana após semana, ano após ano. Nossa disposição para oferecer solidariedade um ao outro e a nossos filhos ensina a eles como respeitar seus semelhantes. Através de nosso exemplo, mostramos que respeito também significa aceitar as outras pessoas como elas são, admitir que suas necessidades têm o mesmo peso das nossas e que, às vezes, têm até de vir antes das nossas. Assim que as crianças começam a demonstrar os primeiros indícios de respeito pelos outros – quando são bondosas com os animais ou pacientes com os irmãos menores –, temos de elogiar seus gestos de consideração, fortalecendo esse aspecto do comportamento e incentivando-as a continuar a crescer nessa direção.

As qualidades de gentileza e consideração levam muito tempo para amadurecer em todos nós. Como pais, temos de admitir que existem ocasiões em que não nos comportamos de modo respeitoso uns com os outros ou com nossos filhos. Reconhecer nossas falhas, desculpar-nos por mágoas que talvez tenhamos causado a alguém e procurar ser mais atentos no futuro – tudo isso ajuda a reparar qualquer dano provocado por nós, além de contribuir para a construção de um futuro melhor. Essa franqueza e abertura também vão mostrar às crianças que respeitar os outros é um processo sem fim, um aprendizado em que até os adultos estão envolvidos.

Pensando nos outros

É natural que crianças muito pequenas se preocupem primeiro com elas mesmas. Bebês e crianças que estão começando a andar pensam que o mundo gira em torno deles e que as outras pessoas existem unicamente para satisfazer as suas necessidades. Essa visão centrada em si é normal em seu estágio de desenvolvimento. A compreensão de que os outros têm necessidades tão importantes quanto as suas surge lenta e gradualmente conforme a criança cresce. A capacidade para encontrar um equilíbrio – levar em conta os desejos dos outros enquanto busca satisfazer os seus – leva mais tempo ainda.

Nossos melhores momentos de educação dos filhos podem ocorrer em situações espontâneas, corriqueiras, que nos ofereçam a oportunidade de ensiná-los a serem gentis. Devemos ficar alertas para esses momentos e usá-los para orientar as crianças para um comportamento atencioso.

Recentemente, observei a atitude da mãe de dois meninos de aproximadamente quatro e oito anos em um supermercado. Eles colocavam alimentos para gatos no carrinho quando, ali perto, uma senhora idosa deixou cair a bolsa e o conteúdo desta se espalhou pelo chão. O menino mais velho interrompeu o que estava fazendo para ajudar a senhora a recolher seus pertences. O mais novo continuou a empilhar as compras no carrinho, até que sua mãe discretamente indicou, com um gesto de cabeça, a cena que se desenrolava à sua frente. Quando o menor percebeu a atitude do irmão, juntou-se a ele para ajudar. Com delicadeza, a mãe ensinou o menino a ter consideração pelos outros.

Uma outra forma de ensinar gentileza e atenção às crianças é através da imaginação. Certa noite, Kenny, de quatro anos, e sua mãe estavam arrumando o quarto dele antes da hora de dormir. A mãe acomodou com carinho o ursinho de pelúcia sob as cobertas.

– Pronto, agora o ursinho vai dormir bem confortável – disse ela, satisfeita.

Kenny ajeitou novamente o cobertor, dizendo:

– Boa-noite, ursinho.

A mãe sabia que o menino era muito apegado ao ursinho e talvez tenha inconscientemente decidido dar um exemplo de gentileza e consideração com "alguém" com que o menino se relaciona com facilidade. Para Kenny foi importante que a mãe entrasse no seu mundo de fantasia e mostrasse interesse por algo de que ele gosta, além de ter sido uma lição sobre como manifestar ternura e cuidados por alguém que necessita de atenção.

Também podemos ajudar nossos filhos a desenvolverem uma noção mais profunda de respeito e empatia sugerindo que procurem imaginar como outra criança pode estar se sentindo em determinada situação.

Jenny e Maria, ambas de sete anos, estão no meio de um jogo de tabuleiro quando surge um desentendimento entre elas sobre as regras do jogo. Maria levanta-se bruscamente e vai para casa. Jenny vai para a cozinha falar com sua mãe.

– Maria não tem o menor espírito esportivo – diz ela. – Como estava perdendo, resolveu ir embora.

– O que houve? – pergunta a mãe. – Em geral, Maria gosta bastante de jogar.

Jenny explica por que se desentenderam e culpa Maria.

– Que pena o jogo ter acabado assim – diz a mãe de Jenny. – Imagino como Maria deve estar se sentindo aborrecida.

– Hum? Será? Não sei, não – diz Jenny, como se a idéia a surpreendesse. – Acho que vou ligar para ela.

Quando as meninas se falam, conseguem ver que cada uma tinha uma parcela de razão. Conversar sobre o assunto desanuvia o ambiente, e as duas já estão prontas para jogar juntas de novo no dia seguinte. E, provavelmente, também estão mais bem preparadas para se comunicarem melhor na próxima vez em que ocorrer um mal-entendido.

As perguntas oportunas e cheias de sensibilidade da mãe de Jenny fizeram-na enxergar além de seus próprios interesses para levar em conta o ponto de vista de Maria. A preocupação da mãe com a amiga de Jenny estimula a menina a pensar em como Maria poderia estar se sentindo depois da briga, sendo esse tipo de interesse um elemento importante para a formação de uma amizade de longa data.

Essas lições não são evidentes por si mesmas, nem tão fáceis de se pôr em prática, de modo que as crianças precisam de nossa colaboração. Se não dominarem as habilidades essenciais para manter relacionamentos pessoais enquanto estão crescendo, a vida será bem mais difícil para elas.

O respeito nas formas de comunicação

Outra forma de expressarmos nosso respeito pelos outros é sermos prestativos e atenciosos em nossa comunicação uns com os outros – não só o que dizemos, mas também *a maneira* como dizemos.

– Está vendo ali o estojo de tintas de seu irmão? É, aquele que está aberto. Feche a tampa, sim? Obrigada.

As frases acima transmitem uma mensagem muito diferente das que se seguem:

– O estojo de tintas de seu irmão está aberto. Vamos fechá-lo para que as tintas não sequem. Ele ficaria muito chateado se suas tintas se estragassem.

No segundo caso, a criança recebe uma mensagem muito mais rica e completa, que salienta não só a importância de respeitar os materiais com que se trabalha como a de prestar atenção e ajudar os outros.

Podemos dizer o que esperamos de nossos filhos de uma forma que demonstre respeito por eles próprios e por seus sentimentos. Se o pai tem de trabalhar em casa certa noite, por exemplo, é uma providência sensata avisar às crianças com antecedência que elas precisam escolher atividades sossegadas para aquela hora, pois ele tem de se concentrar. O aviso dá às crianças a oportunidade de se sentirem úteis por colaborarem com o pai, demonstrando consideração por ele. Funciona muito melhor do que gritar para ficarem quietas, com pouca ou nenhuma explicação prévia.

É possível também estimular manifestações de gentileza, reparando nos gestos de cuidado e carinho dos pequenos e agradecendo-os por isso. Matthew, cinco anos, é amável com sua irmãzinha ao apanhar no chão um brinquedo que ela deixou cair de sua cadeirinha alta e entregá-lo a ela.

– Obrigado, Matthew – diz o pai. – É muito gentil da sua parte ajudar sua irmã.

O fato de o pai notar e apreciar a gentileza de Matthew é fundamental: dá ao menino um exemplo a seguir e recompensa o seu gesto.

Respeitando os outros

Os objetos pessoais e a privacidade de cada membro da família devem ser respeitados. A maneira como tratamos nossos pertences pode gerar uma atitude de cuidado ou de negligência em nossos filhos. As crianças percebem como nos comportamos com relação às nossas coisas – quando as roupas dos adultos se amontoam no chão, os utensílios ficam espalhados pela casa e as pessoas batem as portas em vez de fechá-las com cuidado, os pequenos vêem tudo e seguem nossos passos.

Não são apenas os objetos de estimação que merecem o nosso respeito. Os utensílios domésticos de uso diário também. Mesmo em uma casa modesta, em uma família numerosa, toda criança precisa ter o direito de ter seus objetos pessoais, coisas que ninguém mais possa usar sem pedir permissão.

Também não podemos deixar de dar privacidade a nossos filhos. Quando são muito pequenos, requerem muita ajuda para se vestirem, tomarem banho, se aprontarem. Ao crescer, eles assumem essas tarefas, desenvolvendo uma noção de recato com relação ao corpo e uma necessidade maior de privacidade. Deve-se ensinar às crianças que elas têm direito a essa privacidade, assim como a solicitarem-na quando quiserem. Também se deve ensiná-las a respeitar a privacidade dos outros: bater em portas fechadas e esperar pela permissão de entrar, por exemplo. Isto proporciona alguma privacidade ao pai e à mãe, entre outros.

As meninas pré-adolescentes, sobretudo, exigem nosso apoio e compreensão quando começam a amadurecer. Seus corpos crescem, mudam e elas costumam precisar de uma dose adicional de privacidade, sendo imprescindível que todos na família respeitem isso. Se um irmão ou irmã, ou mesmo um tio ou tia, riem e caçoam desse pudor adolescente, temos de lembrar-lhes que a criança está passando por transformações, que estas não são de modo algum motivo de riso e que ela precisa de respeito, não de caçoadas.

Fazendo o que fazemos, não o que dizemos

Talvez o relacionamento pessoal mais decisivo que as crianças observam seja o de seus pais. Seja o que for que dissermos a nossos filhos sobre como se comportarem, a maneira como agimos um com o outro é a mensagem que eles de fato vão receber.

Foi um dia cheio de atritos entre as gêmeas Anna e Emily, até que a mãe perde a paciência e grita:

– Parem de brigar, não agüento mais!

As duas meninas olham para ela, surpresas, e Anna replica:

– Mas você e papai brigam o tempo todo. Não tem diferença alguma de nós.

A mãe fica perplexa. Nunca pensou nisso antes, mas sabe que a filha tem razão.

As crianças reparam na maneira como falamos uns com os outros: o tom de voz, as atitudes, as emoções escondidas. Não é apenas uma questão de brigar ou discutir: é o modo como resolvemos nossos desentendimentos, como nos comunicamos um com o outro ao esclarecer pequenos mal-entendidos e de que forma reagimos às necessidades um do outro.

Até os menores gestos de atenção e cuidado entre pai e mãe são percebidos, tornando-se um modelo mental para tratar aqueles que elas amam. Quando ouvem as expressões "por favor", "obrigado" e "de nada" utilizadas de modo habitual, e quando perguntas solícitas como "Quer que pegue para você?" ou "Posso ajudar?" fazem parte de sua rotina, elas estabelecem padrões de convivência semelhantes para os grandes e pequenos momentos de suas vidas.

Respeitando as diferenças de cada um

Nossos filhos crescerão para partilhar seu mundo com pessoas de diversas crenças, cores e costumes. Uma atmosfera de gentileza, consideração e tolerância pelas diferenças individuais dentro da família vai prepará-los para respeitar os direitos e necessidades dos outros. Ao crescerem, esperamos que saibam enxergar a humanidade de cada pessoa que encontrarem. Sejam quais forem as nossas diferenças, em essência todos temos os mesmos sonhos e desejos. Desejamos que nossos filhos descubram que somos mais parecidos do que diferentes em nosso físico, nossas emoções e nossas exigências espirituais.

Ao participarem de um mundo mais amplo do que o círculo familiar e respeitarem as outras pessoas por terem consciência do valor e da dignidade individuais, poderão esperar o mesmo respeito em troca. Crescer em um ambiente em que gestos de solicitude e real preocupação pelos outros são parte da vida cotidiana prepara-os para manifestar respeito e tolerância em sua vida. Os grandes mestres de todas as religiões sempre estiveram de acordo que é através dos pequenos atos diários de bondade que deixamos nossa marca na escola da vida.

18
Se as crianças vivem com segurança, aprendem a ter confiança em si mesmas e naqueles que as cercam

Somos os primeiros depositários do crédito e da confiança de nossos filhos. É preciso que eles saibam que estaremos sempre disponíveis para eles, aconteça o que acontecer: isto é o que significa sentir-se seguro. Quando sabem que podem contar conosco para atender às suas necessidades, levar em conta seus sentimentos e respeitá-los, eles aprendem a confiar em nós.

Assisti recentemente a um recital de piano em que um menino de dez anos enfrentou com valentia uma das peças do *Quebra-Nozes*. Ele não havia praticado o suficiente e, no final, ficou evidente que ele percebera isto. Mesmo assim, a platéia aplaudiu-o para animá-lo. Ao descer do palco, o garoto foi direto para onde estava sua mãe e sentou-se no colo dela. A mãe segurou-o ali comodamente durante as apresentações seguintes.

Ora, o menino era grande demais para estar no colo da mãe e, por acaso, sei que a mãe é muito rigorosa com os estudos de piano de seus filhos. Naquele momento, porém, nada disso importava para ela. A mensagem para o filho era pura e simplesmente: "Estou com você, mesmo quando esbarra e tropeça, e não tenho medo nem vergonha de demonstrar isto."

A criança vai se sentir segura se tiver certeza de que estaremos sempre junto dela e que nosso apoio não depende de cumprir bem ou mal as tarefas que tem pela frente – ela pode contar conosco mesmo se fracassar redondamente.

Vivendo com fé, tendo confiança

A palavra fé costuma ser usada principalmente no contexto religioso ou espiritual para descrever a crença em Deus ou a confiança no universo em que vivemos. Existem muitas formas de abordar este conceito. Muitas pessoas que não se consideram religiosas compreendem o significado da fé à sua própria maneira e encontram conforto em alguma forma de espiritualidade. Já foi bastante comprovado que as pessoas que crêem em algo maior costumam lidar melhor com as tensões da vida do que as outras. Vamos então definir a fé como algo mais amplo, como a confiança nas próprias crenças e valores e no mundo de modo geral. Essa fé elementar na bondade do homem é essencial para se viver a vida com otimismo e para acreditar nos outros.

Uma rede de proteção

As crianças desenvolvem a confiança em si mesmas gradualmente ao longo dos anos. A partir do momento em que uma criança pequena diz "Eu faço sozinha!", sabemos que está começando a adquirir confiança em si mesma. Nossa função é dar aos nossos filhos a oportunidade de testarem suas habilidades e sua capacidade, e apoiá-los enquanto aprendem, arriscam novas experiências e fazem incursões pelo inusitado. Tudo isso exige um equilíbrio delicado de se manter. Para que eles cresçam sentindo-se seguros, temos de lhes dar tempo e espaço suficiente para fazerem experiências, aprenderem sozinhos, até fracassar, e, ao mesmo tempo, precisamos estar disponíveis para animar, guiar e auxiliar durante o percurso.

Nicholas, de cinco anos, já está acomodado em sua cama certa noite quando diz à mãe:

– Quero tirar as rodinhas de minha bicicleta amanhã, está bem?

– Claro – diz ela.

Na manhã seguinte, pegam uma chave de boca e tiram as rodinhas. Entretanto, andar de bicicleta sem elas não é tão fácil assim, e o menino fica meio aflito, principalmente quando sua mãe larga o selim e ele tem de seguir sozinho. Naquela noite, Nicholas pede:

– Será que você pode colocar de volta as rodinhas na minha bicicleta?

– Claro – repete a mãe. – Amanhã cedo a gente coloca.

Na manhã seguinte, Nicholas enfrenta de novo sua bicicleta de "menino grande".

– Quer tentar mais uma vez antes que eu coloque de volta as rodinhas? – pergunta a mãe, com um ar displicente.

– Tudo bem – concorda Nicholas, bastante descontraído, porque o jeito natural de sua mãe faz com que sinta que nada tem a perder se tentar mais uma vez.

E pronto: Nicholas sai pedalando, segurando o guidom com firmeza, um sorriso aberto no rosto, a confiança em si mesmo nas alturas. Sua mãe encontrou o equilíbrio perfeito: concordou com o pedido do filho para pôr de volta as rodinhas, mas também despertou sua vontade de tentar outra vez. Não o obrigou a ser um "menino grande" quando ainda não estava pronto para isso e, assim, tornou fácil para ele tentar "só mais uma vez".

E Nicholas vai cair? Vai, com certeza. Todos nós caímos algumas vezes, sobretudo quando temos coragem para ultrapassar nossos limites. Mas é quando mais precisamos ter fé em nós mesmos, para podermos subir de novo na bicicleta.

Previsível, confiável, coerente

Nossos filhos confiam que faremos o que dissemos que faríamos e, caso isto não seja possível, que nós os avisaremos. Acreditam naquilo que dizemos a eles e confiam que iremos até o fim.

Se na maior parte das vezes conseguirmos cumprir o prometido, eles aprenderão a confiar em nós. Fazemos inúmeras promessas a nossos filhos enquanto eles crescem. Podemos não considerá-las promessas, mas *eles* consideram. Se dizemos que vamos buscá-los em uma determinada hora, eles esperam que assim seja. Se somos esquecidos ou impontuais, as crianças acham que não podem confiar em nós e sentem-se justamente negligenciadas.

Se não podemos chegar a tempo por causa de uma emergência de última hora, devemos telefonar e avisar à criança, demonstrando ter por ela a mesma consideração que teríamos por um cliente ou por um colega de trabalho. Crianças que são deixadas esperando, que são sempre as últimas a serem apanhadas na escola ou em qualquer outro lugar, e que sentem falta de atenção e interesse dos pais de forma geral, costumam exibir uma expressão muito triste no rosto. Dá para ver que estão tentando disfarçar seu desapontamento e preocupação, mas não são muito boas nisso.

A aula de natação acabou faz tempo e a mãe chegou atrasada de novo. Mandy, de sete anos, deixa escapar um suspiro de alívio ao entrar no carro. A mãe começa a se desculpar, explicando por que foi a última a chegar. Mandy permanece calada, o olhar perdido no alto. Já desistiu de sua mãe, ela não é confiável. Vale mais a pena agora baixar seu nível de expectativas e tentar proteger-se dos sentimentos de decepção e insegurança do que dar mais uma chance a ela. A menina adaptou-se à situação, mas o padrão de atraso prejudicou tanto a opinião que ela tem da mãe quanto a que faz de si própria. Se ela fosse realmente importante, conclui, a mãe faria alguma coisa para mudar seu comportamento porque perceberia o quanto isso é desagradável para ela.

Certa vez, escutei um grupo de meninas da quarta série planejando irem juntas ao cinema no sábado à tarde. Uma dizia para outra:

– É melhor pedir à sua mãe que nos leve. Para ter certeza de que não vamos chegar atrasadas.

Todas as outras assentiram com a cabeça. Sabiam exatamente qual das mães era a mais confiável.

Confiável não quer dizer chata

É fundamental proporcionarmos um ambiente seguro para nossos filhos. Suas vidas terão tantas facetas desconhecidas, tantas coisas novas e tanto a aprender que um lar previsível e confortável vai dar a eles uma tranqüilizadora medida de controle. Ainda assim, podemos deixar margem para o que não foi programado, para ocasiões divertidas e espontâneas, como, um sábado, ir ao cinema com a criança na última sessão, mesmo que, para isso, ela precise dormir um pouco mais tarde do que o habitual.

A rotina é importante porque contribui para que a criança desenvolva a sensação de segurança, que vem de se manter um esquema e horários previsíveis. Mas as ocasiões em que permitimos que saia da rotina também são importantes. Em geral, são momentos que ela lembrará por toda a vida como algo fora do comum, excitante e diferente.

Confiança é acreditar em si mesmo

As crianças precisam acreditar em si mesmas e na maneira como vêem as coisas para poder agir. Se não confiarem em suas próprias decisões, é bastante improvável que se tornem pessoas seguras de si. Para que tenham fé em si mesmas, temos de acreditar nelas.

Andrew, de onze anos, está passando férias na casa de veraneio de um primo. Certo dia, telefona para os pais contando uma história sobre um colega.

– Ele me convidou para jogar tênis com ele, mas, quando cheguei na quadra, já estava jogando com outro menino e não quis mais saber de mim – queixa-se Andrew. – Depois, pediu minha máscara de mergulho e meus pés-de-pato emprestados e não devolveu. E ainda disse que sou muito lento, pareço uma tartaruga.

A vontade do pai é entrar no carro, dirigir até lá e tomar satisfações com o pai do tal garoto. Em vez disso, respira fundo e pergunta:

– E como é que você vai resolver isso?

– Bom, arrumei um outro parceiro para jogar tênis. E, se pareço uma tartaruga, devo ser uma bem veloz, porque fizemos uma disputa para ver quem corria mais rápido e cheguei na frente dele – conta Andrew.

– É assim que se fala – diz o pai.

– E vou dizer a ele que quero meu equipamento de mergulho de volta – continua o menino.

– Tudo vai acabar bem – o pai o tranqüiliza.

Andrew estava certo de que o comportamento do outro menino era inaceitável e tinha confiança em si mesmo para resolver a situação. Sei que isto parece óbvio, mas existem crianças que prefeririam ignorar o problema porque lhes falta segurança interior para abordá-lo. O pai de Andrew demonstrou confiança no filho acreditando que ele era capaz de resolver a situação sozinho.

Queremos que nossos filhos tenham uma confiança fundamental em si mesmo e nos outros. Contamos que tenham expectativas positivas com relação às outras pessoas, mas que ao mesmo tempo saibam reconhecer quando o comportamento delas é inaceitável. Também esperamos que sejam confiáveis em seus relacionamentos pessoais e cumpram suas promessas.

Confiança no futuro

Não estaremos presentes para dar apoio a nossos filhos ao longo de toda a vida deles. No entanto, se conseguirmos incutir neles uma sólida noção de segurança durante sua infância, os benefícios disto os acompanharão até a idade adulta. Fazendo-os acreditar em si mesmos, daremos a confiança de que necessitam para se sentirem seguros com os outros e serem bons pais para os filhos deles, nossos netos.

Esta é uma dádiva para o futuro deles. A crença em si mesmos vai orientar sua escolha de carreira, capacitá-los a correr riscos, lidar com responsabilidades e manter suas decisões. Sua crença nos outros vai fazer com que se apaixonem, assumam compromissos significativos com outras pessoas e construam famílias.

Sem confiança interior e crença em si mesmo será difícil aproveitarem a vida, mesmo quando as coisas andarem bem, e muito difícil enfrentarem os transtornos inevitáveis. Se acreditarem em sua competência, boa vontade e capacidade em geral, restará muito pouca coisa impossível de realizar caso estejam de fato determinados.

Podemos contribuir para que nossos filhos adquiram uma noção fundamental do próprio valor. É uma responsabilidade de peso, mas bem fácil de ser levada a cabo. Basta que acreditemos neles e em suas boas intenções. Depois, temos de convencê-los de que, sem sombra de dúvida, isto é o que sentimos. E eles farão o resto.

19
Se as crianças convivem com a afabilidade e a amizade, aprendem que o mundo é um bom lugar para se viver

O PRIMEIRO MUNDO DE NOSSOS FILHOS É A FAMÍLIA. É conosco que aprendem ao que dar valor, como se comportar e o que esperar da vida, através de milhares de momentos aparentemente insignificantes no decorrer dos dias. Muitas vezes, nossos filhos absorvem as mensagens mais fortes sobre nossos valores e comportamento quando estamos menos conscientes de que estão prestando atenção.

Quão amigável é este primeiro universo que damos a nossos filhos? Será que falamos com eles com cortesia, com civilidade? Será que os aceitamos como são, em vez de tentar fazê-los ser como queremos? Concedemos a eles o benefício da dúvida, acreditando que suas intenções são boas? Temos curiosidade e vontade de partilhar seus mais novos interesses?

Um ambiente familiar amigável é aquele em que os esforços das crianças são estimulados, reconhecidos e elogiados; em que seus erros, fracassos e diferenças individuais são tolerados; em que são tratados com justiça, paciência, compreensão, bondade e consideração.

Há ocasiões em que, sem dúvida, precisamos exercer nossa autoridade de pais, e podemos fazê-lo com firmeza mas de modo afável e caloroso, em vez de arrogante ou frio. É possível criar um ambiente familiar em que existam apoio e expectativas positivas para as crianças e ainda assim estabelecer limites bem definidos para elas.

A vida familiar diária estabelece os padrões que nossos filhos irão recriar em suas casas quando forem adultos. Queremos desenvolver um relacionamento com eles que seja saudável e resistente o bastante para não ser abalado pelos atritos familiares e, além disso, sólido o suficiente para sobreviver aos anos. Queremos que tenham prazer em se encontrar conosco para as festas e comemorações familiares, sobretudo depois que formarem suas próprias famílias. Queremos que cresçam com perspectivas positivas que os ajudem a encontrar seu lugar no mundo e desfrutar tudo o que a vida tem a oferecer.

A trama tecida

Nem sempre damos atenção às inúmeras interações que temos uns com os outros no dia-a-dia familiar. Essas interações servem de base para a capacidade de se dar com os outros. Assim como somos um modelo para nossos filhos, a família é o modelo de uma unidade social. De muitas formas, as situações que eles vão encontrar no bairro, na escola, no local de trabalho serão semelhantes às que encontram na família. Nas negociações e acordos para partilhar o banheiro, a televisão, o computador e o carro da família, acabamos aprendendo a respeitar o direito dos outros e a ter responsabilidade, assim como compreendemos como realmente contamos uns com os outros.

Consideremos, por exemplo, a arrumação e limpeza depois do jantar de Natal. Cabia a Joey, de nove anos, esvaziar a lava-louças depois do café da manhã, porém, com toda a agitação da casa, ele esqueceu. Isto complicou todo o processo de limpeza. Kristin, de onze anos, estava tirando a mesa, mas não havia lugar onde colocar a louça suja, que foi sendo empilhada em todo espaço livre que havia na cozinha. A mãe estava tentando guardar as sobras de comida na geladeira e não tinha espaço para arrumá-las nas travessas menores. Tia Lucy estava junto da pia começando a lavar as panelas. Enquanto isso, os restos de comida endureciam nos pratos e havia gente demais dentro da cozinha. O pai chegou com a bandeja do café e precisou de mais xícaras, mas a maioria delas ainda estava dentro da lava-louças. Em suma, uma cena típica do mundo caótico da família.

A mãe rapidamente identificou a origem do problema e chamou Joey na sala de jantar:

– Joey, precisamos que venha esvaziar a lava-louças. Está a maior confusão aqui.

Joey saiu da mesa correndo ao perceber que esquecera de fazer sua tarefa rotineira no pior dia possível. Esvaziou a máquina com a ajuda da irmã e logo o nó na cozinha se desfez.

Por meio desse incidente, o menino pôde verificar como seu comportamento afetava o resto da família. Embora o exemplo talvez seja muito específico, nossa interdependência é um fator com igual peso na vida diária em família. Aprender a cooperar uns com os outros proporcionará valiosas lições de convivência em ambientes diversos. Quanto mais habilidade demonstrarem para trabalhar em conjunto e contribuir para um esforço comum, mais serão apreciados por seus amigos, vizinhos e colegas de trabalho, e mais acolhedor lhes parecerá o mundo. E, se souberem participar com cortesia e generosidade de qualquer que seja o ambiente em que escolherem viver, sem dúvida serão elementos decisivos para fazer do mundo um lugar melhor para se viver.

Como em uma cidade do interior

A estrutura da família mudou. Cada vez menos crianças crescem hoje em dia vivendo com o pai e a mãe. Muitas são criadas por pais solteiros, avós ou outros parentes, enquanto outras têm dois pais e duas mães. Seja qual for a formação da família, porém, o que importa é que elas saibam que são amadas e queridas.

Quanto mais adultos carinhosos e receptivos houver nas vidas de nossos filhos, melhor para eles. As crianças são beneficiadas pelo contato regular com parentes em geral e amigos próximos. Já que não podemos ser tudo de uma só vez, existem ocasiões em que todos lucram com a proximidade de parentes e amigos, que trazem uma perspectiva diferente, talentos peculiares e um pouco mais de tempo disponível para as crianças.

Jimmy, nove anos, está frustrado com seu kit de montagem de aeromodelo. Precisa da orientação de um adulto, mas o pai está sempre ocupado demais e, para ser franco, não tem paciência para isso. Por outro lado, o avô fica muito feliz de poder ajudar e adora passar seu tempo colando as peças dos aviões com o neto.

É esse tempo de qualidade que permite às crianças serem cercadas pelo amor e pela sabedoria das pessoas de uma geração mais velha. Em geral, os avós têm mais tempo para dar a seus netos do que tinham para seus próprios filhos. Não são tão ocupados quanto eram então, e suas prioridades na vida em geral também mudaram, passando do trabalho para a família. Dou uma aula de vida familiar para avós e descobri que as mulheres sentem necessidade de falar sobre o que deixaram de fazer quando estavam criando seus filhos. Uma queixa habitual é "Eu deveria ter brincado mais com meus filhos e não ter trabalhado tanto". Percebem que dedicar tempo para brincar com os filhos e desenvolver uma amizade com eles é uma atividade muito rica e terapêutica, que traz benefícios para toda a família.

Os avós e parentes próximos funcionam também como rede de proteção para nossos filhos. Quanto mais pessoas envolvidas, mais fechada a trama da rede e mais segurança para acolher e proteger as crianças em tempos de necessidade.

Megan tem uma tia, Dale, que adora aparecer de surpresa para buscá-la no colégio. Dale leva a sobrinha de doze anos para tomar sorvete e às vezes convida também algumas amigas de Megan para irem ao clube com elas. Quando a menina teve problemas com outras crianças no colégio e hesitou em comentar o assunto com seus pais, procurou a tia. Dale pôs-se à disposição, escutou-a atentamente e tentou encontrar uma solução juntamente com a sobrinha.

É um alívio para os pais que têm a sorte de possuir parentes próximos saberem que, quando seus filhos relutam, seja por que razão for, em se dirigir a eles para discutir seus problemas, existe alguém mais para dar conselhos, uma pessoa madura e que se interessa sinceramente pelas crianças. Os que não têm parentes assim ou que infelizmente não se dão bem com suas famílias podem criar uma rede de amigos que ajudem a cuidar e olhar por seus filhos.

Ligações próximas com parentes e amigos fora do núcleo familiar ampliam os horizontes de nossos filhos. Uma rede de adultos afetuosos pode trazer um mundo mais rico e variado para as crianças – um mundo que inspire sua curiosidade, desperte possibilidades excitantes e dê-lhes a vantagem de saber que outros adultos, além de seus pais, acreditam nelas. Como cada indivíduo tem talentos e perspectivas únicos a oferecer, quanto mais adultos estiverem ativamente envolvidos na vida de nossos filhos, melhor para eles.

Comemorando em família

As comemorações familiares são acontecimentos memoráveis. As crianças brincam juntas, os adultos comentam como elas cresceram, como são espertas, fortes e bonitas. As crianças, é claro, ficam encabuladas com tanto espalhafato, mas a mensagem que são amadas, apreciadas e admiradas cala fundo em suas mentes, mesmo quando saem correndo para continuar a brincar.

À medida que vão crescendo, participar desses encontros faz com que adquiram uma profunda noção de identidade que lhes será muito benéfica quando saírem de casa ou de perto da família. As reuniões familiares são momentos rituais, quando nossas tradições culturais e étnicas são perpetuadas e quando se conta histórias sobre o passado. As crianças adoram escutar as aventuras da nossa infância. Ao ouvir essas histórias, aprendem coisas novas e valiosas sobre nós e conseguem vislumbrar um pouco daqueles anos remotos em que também éramos crianças. As histórias também contribuem para que desenvolvam uma percepção melhor das mudanças que vêm com o tempo e dão sentido ao conceito abstrato de que, assim como seus pais foram crianças, um dia elas também serão adultas e terão filhos.

Nessas comemorações, as crianças têm a oportunidade de nos ver como pessoas: como filhos, sobrinhos, tios, não apenas pais delas, revelando-nos assim sob uma nova luz. Ficam surpresas, até excitadas, quando fazemos algo inesperado: tirar os sapatos para dançar músicas antigas, não ligar para a hora de dormir delas, por exemplo. A vida se torna uma festa!

Depois de uma animada reunião familiar, voltando para casa, Billy pergunta ao pai:

– Você sabia que é o tio favorito de Mikey?

– É, acho que sim – confirma ele, sorrindo.

– Nossa, fiquei espantado! – diz o garoto.

Ver como seu pai é importante aos olhos de seu primo preferido também dá a Billy uma nova admiração por seu pai.

Os feriados, tais como Natal e Ano-Novo, fazem as crianças compreenderem a passagem do tempo e o fato de estarem crescendo. As fotografias que se costuma tirar nessas datas são o registro que lhes permite verificar como estão maiores do que no ano anterior. É engraçado tirar fotos da nova geração, usando a mesma composição de velhas fotografias da família. Tanto crianças quanto adultos divertem-se fazendo as poses e depois comparando o "antes" e o "depois".

Nessas reuniões realizam-se rituais de família que são transmitidos de uma geração para outra. Nas da minha família, por exemplo, acendemos velas por todos aqueles que não estão presentes e fazemos uma bênção silenciosa. É uma forma de manter viva sua memória.

Comemorando todos os dias

Nem sempre precisamos de uma comemoração ou feriado para desfrutar uma atmosfera festiva. Às vezes, invocar o espírito de festa pode transformar um dia enfadonho em uma ocasião memorável. Os feriados de fim de ano estão terminando e a mãe pensa o que fazer com os quatro filhos e o primo que veio ficar com eles, cansados dos brinquedos novos, já irritados uns com os outros e presos em casa por causa do mau tempo.

– Tenho uma idéia – diz ela certa noite. – Vamos fazer um piquenique na praia.

As crianças, cujas idades vão de quatro a onze anos, olham para a mãe como se ela tivesse enlouquecido.

– Está brincando?! – pergunta o mais velho.

– Não, nem um pouco. Vamos fazer nossos planos – responde a mãe, começando a montar o cardápio.

– Mas está chovendo aos potes lá fora – objeta uma das crianças.

– Vamos fazer nosso piquenique na praia aqui dentro – replica a mãe.

As crianças entram no espírito e começam a combinar quais os brinquedos que vão levar, que CDs vão escutar e, evidentemente, o que vão comer – e a mãe promete fazer cachorro-quente, entre outras gostosuras.

O dia seguinte amanhece escuro e muito chuvoso, mas as crianças nem ligam. Empurram os móveis da sala para dar espaço às toalhas de praia e à geladeira portátil. O pai põe uma música bem alegre no aparelho de som e o cenário está preparado. As crianças brincam em meio a gargalhadas. Divertem-se um bocado comendo sentados no chão, riem e dançam.

É essencial que as crianças vejam que podem se divertir com suas famílias, que nem sempre têm de procurar distração fora de casa. As que desde pequenas aprendem que risadas, alegria, animação e calor humano são parte da vida em família têm prazer em passar seu tempo com os pais, o que vai reverberar no futuro, próximo e distante. Quando nossos filhos começarem a testar sua independência como adolescentes, provavelmente virão a nós para trocar idéias, conversar e pedir conselhos. E, quando formarem sua própria família, saberão criar novas tradições familiares.

Ligando o passado ao futuro

O tom geral de nossa vida diária juntos vai influenciar as lembranças de nossos filhos sobre o ambiente familiar. Essas experiências e relacionamentos vão acompanhá-los em suas relações pessoais, casamentos, educação dos filhos e seu futuro como um todo.

Como tenho dito tantas vezes, o que conta é o que fazemos com nossos filhos, muito mais do que aquilo que dizemos ou até em que acreditamos. Nossos valores são transmitidos de uma geração a outra através de nosso comportamento. Os filhos presenciam e absorvem a maneira como vivemos juntos dia a dia e o que aprendem serve de modelo para eles durante toda a vida, afetando não somente eles próprios como seus filhos. Podemos imaginar nossos atos de amor com nossas crianças como uma espécie de corrente que se estende tanto para a frente como para trás ao longo das gerações.

Dar a nossos filhos um mundo em que há incentivo, tolerância e elogios; em que recebem nossa aceitação, aprovação e reconhecimento; em que podem partilhar com honestidade e esperar justiça, gentileza e consideração em troca. Um mundo assim poderá fazer uma diferença significativa para eles e para a qualidade de vida de todos que os cercarem.

Vamos esperar o melhor de nossos filhos – e, na verdade, dos filhos de todos: das crianças do bairro, das crianças do outro lado da cidade, das crianças de países longínquos. Façamos tudo o que pudermos para que seja mais fácil para elas dar o melhor de si mesmas. Afinal de contas, trata-se de nosso bairro, nossa cidade, nosso país, nosso mundo. Que nossas crianças sejam parte de um futuro que, pouco a pouco, elimine o medo, a fome, o preconceito e a intolerância – um futuro que aceite cada pessoa de nosso planeta na família da humanidade.

Vamos preparar o caminho para que nossos filhos vejam o mundo sob sua melhor luz, para que o considerem – e contribuam para fazer dele – um bom lugar para se viver.

Conheça os 25 livros mais populares da Sextante

- *Muitas Vidas, Muitos Mestres*, *Só o Amor É Real* e *Meditando com Brian Weiss*, de Brian Weiss
- *Conversando com os Espíritos* e *Em Busca da Espiritualidade*, de James Van Praagh
- *A Última Grande Lição*, de Mitch Albom
- *Enquanto o Amor Não Vem*, de Iyanla Vanzant
- *A Oração* de *São Francisco*, de Leonardo Boff
- *O Ócio Criativo*, de Domenico De Masi
- *Mantenha o Seu Cérebro Vivo*, de Katz e Rubin
- *Por que os Homens Fazem Sexo e as Mulheres Fazem Amor?*, de Allan e Barbara Pease
- *Uma Ética para o Novo Milênio* e *Palavras de Sabedoria*, do Dalai-Lama
- *Histórias para Aquecer o Coração*, de Mark Victor Hansen e Jack Canfield
- *100 Segredos das Pessoas Felizes* e *100 Segredos das Pessoas de Sucesso*, de David Niven
- *Aprendendo a Gostar de Si Mesmo*, de Louise Hay
- *Um Dia "Daqueles"*, *Querida Mamãe* e *O Sentido da Vida*, de Bradley Trevor Greive
- *Você É Insubstituível* e *Dez Leis para Ser Feliz*, de Augusto Cury
- *A Vida É Bela*, de Dominique Glocheux
- *Faça o que Tem de Ser Feito*, de Bob Nelson
- *Não Leve a Vida Tão a Sério*, de Hugh Prather

Conheça outros títulos da Editora Sextante

Próximo Lançamento da Autora
Os Adolescentes Aprendem o que Vivenciam

David Niven
Os 100 Segredos dos Bons Relacionamentos

Depois de analisar estudos sobre os hábitos de casamento de milhares de pessoas, o psicólogo David Niven reuniu conselhos e histórias para orientar todos aqueles que desejam ter uma relação sólida e feliz.

Augusto Cury
Pais Brilhantes, Professores Fascinantes

Este livro falará ao coração dos pais e professores, ampliando para sempre a visão sobre como produzir uma educação excelente. Pais e professores trabalham nos solos mais difíceis de serem cultivados: a inteligência e a emoção dos jovens.

Jack Canfield e Mark Victor Hansen
Histórias para Aquecer o Coração

As emocionantes histórias deste livro nos falam do extraordinário poder de superação que a vida tem, da força com que ela nos impele para enfrentar desafios e ultrapassar dificuldades.

Informações sobre os Próximos Lançamentos

Para receber informações sobre os próximos lançamentos da
Editora Sextante,
queira entrar em contato com
nossa Central de Atendimento, dando seu nome,
endereço e telefone para:

Editora Sextante
Rua Voluntários da Pátria 45 – Gr. 1.404 – Botafogo
22270-000 – Rio de Janeiro – RJ
Tel.: (21) 2286-9944 – Fax: (21) 2286-9244
DDG: 0800-22-6306 (ligação gratuita)
E-mail: atendimento@esextante.com.br

Para saber mais sobre nossos títulos e autores, e enviar seus
comentários sobre este livro, visite o nosso site:

www.sextante.com.br

PAPEL

CHAMOIS-BULK
alta performance
alcalino

Impresso em papel Chamois Bulk Alta Performace Dunas 90g/m² da Ripasa S/A, fabricado em harmonia com o meio ambiente.